女性ホルモンより
パワフル！

甲状腺ホルモンの底力

40代50代の不調は
更年期のせいとは
限らない。

監修／山内泰介
企画／元気の源・甲状腺を考える会
イラスト／かくたりかこ

Introduction

私たちが、今こうして
日々を過ごしていられるのは
甲状腺ホルモンのおかげ。

なぜって、
甲状腺ホルモンはすべての臓器を動かす原動力。
甲状腺ホルモンがうまく行き届かなかったら
私たちは、起き上がることさえできません。

40代50代は女性ホルモンが減少する更年期。
往々にして、さまざまな不調を
すべて更年期のせいにしてしまいがちです。

ところが、
女性ホルモン由来の症状でなく
実は甲状腺ホルモンのトラブルだった、
ということも多いのです。

そんな大事なことを教えてくれるのが
数少ない甲状腺の専門医、
Dr.甲之介こと山内泰介先生。

この本は、
すべての人たちに、特に40代以上の女性たちに
「甲状腺ホルモンのことをもっと知ってほしい」
という願いを伝えるためにつくられました。

甲状腺のこと、
そして甲状腺ホルモンの底力を知ると
明日からの人生が変わるかもしれません。

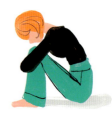

CONTENTS

Introduction ……… 2

Dr.甲之介の部屋 ❶
甲状腺に魅せられて ……… 8

第1章 その不調、原因はもしかしたら甲状腺ホルモン!? ……… 9

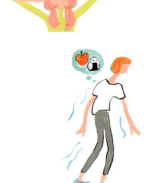

- 「なんとなく不調」原因は本当に女性ホルモンですか？ ……… 10
- プレ更年期、更年期の不調は甲状腺ホルモンのトラブルとそっくり ……… 12
- 驚きの男女比！ 甲状腺の病気は圧倒的に女性に多い！ ……… 14
- 甲状腺ホルモンが正常なら私たちは毎日元気!! ……… 16
- 甲状腺ホルモンの分泌は少なくても多くてもだめ！ ……… 18
- 甲状腺ホルモンの量が変化するのはなぜ？ ……… 20
- 甲状腺ホルモンのために、40代以上の女性が気を配りたいこと ……… 22

甲状腺雑学☆トリビア ❶
「副甲状腺」は甲状腺とまったく別物、無関係な臓器!? ……… 24

Dr.甲之介の部屋 ❷
甲状腺が人生のターニングポイントに ……… 26

第2章 そもそも、甲状腺ホルモンって何？ ……… 27

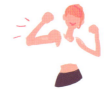

- ヒトにとっての「ホルモン」の役割とは？ ……… 28
- 女性ホルモンと同じくらい女性の一生に深く関わる甲状腺ホルモン ……… 30
- 甲状腺ホルモンのスゴイところ ❶ 生きていくために必要不可欠な働きぶり ……… 32
- 甲状腺ホルモンのスゴイところ ❷ 分泌の仕組みが秀逸！ ……… 34
- 甲状腺ホルモンのスゴイところ ❸ ホメオスタシスの主人公 ……… 35

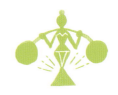

甲状腺ホルモンのスゴイところ ❹
安定供給のために本命、補欠２種類のホルモンがある ………… 36

甲状腺ホルモンのスゴイところ ❺
さらに安定供給するために休眠→活動の仕組みがある ………… 37

甲状腺雑学☆トリビア ❷
甲状腺ホルモンが悪用された、危険な「痩せ薬」のこと ………… 38

Dr.甲之介の部屋 ❸
もうひとつの「甲状腺中毒症」………… 40

第3章 もっともっと「甲状腺」を身近に！ ………… 41

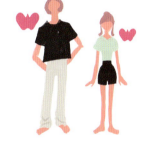

- 触ってみたい！ 甲状腺 ………… 42
- 甲状腺は個性いろいろ ………… 44
- 甲状腺をカイボウ！ ………… 46
- 甲状腺ホルモンができるまで ………… 48

甲状腺雑学☆トリビア ❸
牛の首の肉は危険！「ハンバーガー甲状腺中毒症」………… 50

Dr.甲之介の部屋 ❹
経験がものを言う！ ………… 52

第4章 甲状腺ホルモンが異常かも？ と思ったら… ………… 53

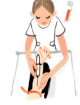

- 気になることがあったら専門医を受診 ………… 54
- 知っていると自分の健康状態がわかる！ 甲状腺ホルモン値の見方 ………… 56
- 甲状腺ホルモンが「少なすぎる」「多すぎる」は病気なの？ ………… 58
- 甲状腺ホルモンが少なすぎる病気の代表、橋本病とは？ ………… 60
- 橋本病は決して怖くない！ 治療が必要なのは、ほんの一部 ………… 62
- 甲状腺ホルモンが多すぎるバセドウ病とは？ ………… 64
- 治療法のチョイスが鍵となるバセドウ病 ………… 66

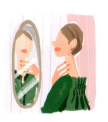

甲状腺雑学☆トリビア ❹
犬に多い甲状腺機能低下症、猫に多い甲状腺機能亢進症 ………… 68

Dr.甲之介の部屋 ❺
超スピーディにわかる！甲状腺ホルモン値 ………… 70

第5章 実例：私の不調の原因が甲状腺とわかるまで ………… 71

症例 ❶ 「うつ病」や「更年期障害」の疑いから回り道。
甲状腺の治療で明るい日々が戻ってきた！ ………… 72

症例 ❷ 風邪が原因だと思っていた喉の腫れや首の痛み。
それが甲状腺の病気の症状でした！ ………… 74

症例 ❸ ダイエットしても痩せない、コレステロール値が高い。
その原因がまさか甲状腺だったなんて！ ………… 76

症例 ❹ よかれと思った食生活から不調が起こることも！
海藻類の食べすぎで甲状腺のトラブルに ………… 78

症例 ❺ 間違ったダイエットで甲状腺ホルモンが低下!?
最近増えている「低T_3症候群」 ………… 80

甲状腺雑学☆トリビア ❺
カエルになれない！甲状腺を取られたオタマジャクシ ………… 82

Dr.甲之介の部屋 ❻
5月25日は「世界甲状腺デー」 ………… 84

第6章 新常識！甲状腺にやさしい食生活 ………… 85

甲状腺ホルモンの材料は
食べ物から摂る「ヨード（ヨウ素）」 ………… 86

摂りすぎも摂らなすぎもNG！ ………… 87

どれくらい食べたらいい？
ヨード（ヨウ素）の適切な量を知る ………… 88

ヨード（ヨウ素）を多く含む食品リスト
計算してみよう！1日の摂取量 ………… 90

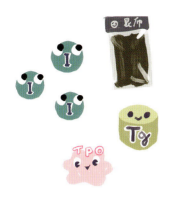

リスクのないヨード（ヨウ素）の摂取量を頭に入れておく！ ……… 92

甲状腺の働きを妨げる!?
大豆とアブラナ科の野菜のこと ……… 94

甲状腺をいたわる食生活のポイント7 ……… 96

甲状腺雑学☆トリビア ❻
ヒラメやカレイの眼、これも甲状腺ホルモンの作用 ……… 98

Dr.甲之介の部屋 ❼
甲状腺の専門医を知っていますか？ ……… 100

第7章 知っておきたい、甲状腺ホルモンに関わる病気 ……… 101

甲状腺ホルモンが少なすぎる！甲状腺機能低下症 ……… 102

甲状腺ホルモンが多すぎる！甲状腺中毒症 ……… 104

自分で触れてもわかる！
腫れやしこりができる甲状腺腫 ……… 106

甲状腺雑学☆トリビア ❼
絶世の美女、クレオパトラはバセドウ病だった!? ……… 110

Dr.甲之介の部屋 ❽
甲状腺専門の医療機関を探すには？ ……… 112

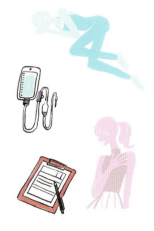

第8章 まだまだ気になる！甲状腺についての質問・疑問Q&A ……… 113

甲状腺雑学☆トリビア ❽
「春告げホルモン」という異名を持つ
甲状腺刺激ホルモン ……… 122

【索引＊キーワード検索】……… 124

Dr.甲之介より ……… 126

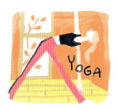

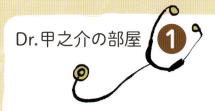

Dr.甲之介の部屋 ①

甲状腺に魅せられて

僕が医学生時代に興味を持ったのが「ホルモン」。
ある種のホルモンは脳から指令を受け、一糸乱れぬ統制がとれていますが、
いったんバランスが崩れると放っておくことはできない。
そのことが僕を惹きつけました。
体の一部は、よく動物に例えられます。
頭蓋骨の一部には「蝶形骨」があり、
脊髄の先端は「馬尾神経」、下腿の筋肉には「ヒラメ筋」…。
甲状腺は鎧（甲）のような軟骨（甲状軟骨）に守られ、
蝶々が羽を広げたようなとても美しい形をしています。
そこに醜い「がん」などが発生すると、撲滅したくなってしまうのです。

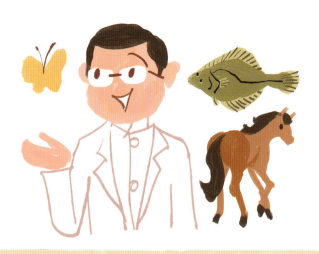

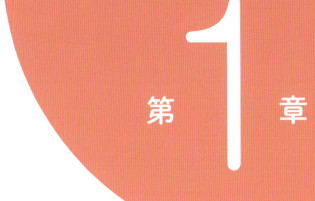

第 1 章

その不調、原因はもしかしたら甲状腺ホルモン!?

女性は40歳を過ぎると閉経移行期に入り
さまざまな不調に見舞われることが多いもの。
更年期の症状と決めつけがちですが、
実は甲状腺に関連したトラブルの可能性も…。
さて、甲状腺ホルモンのトラブルとは？

「なんとなく不調」
原因は本当に女性ホルモンですか？

日本人女性が閉経する年齢は平均すると約50歳。
閉経前後の各5年、計10年間を「更年期」といいます。
女性ホルモンの量が急激に減少するこの期間は、
心身ともにさまざまな不調が起こることはよく知られるようになりました。
ただ、40代以降の不調のすべてが女性ホルモンのせいとは限りません。
実は甲状腺ホルモンが大きく関わっている場合があること、ぜひ知っておいてください。

よく気分が
落ち込む

一日中体が
だるい

眠りが浅い

疲れが取れない

首凝り・肩凝りが
ひどい

頭痛が治らない

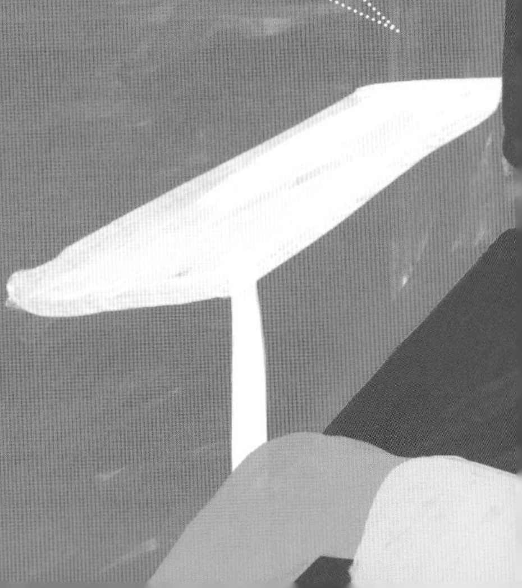

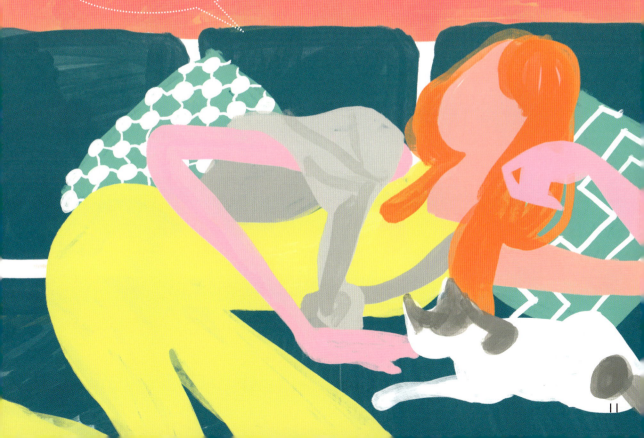

プレ更年期、更年期の不調は
甲状腺ホルモンのトラブルとそっくり

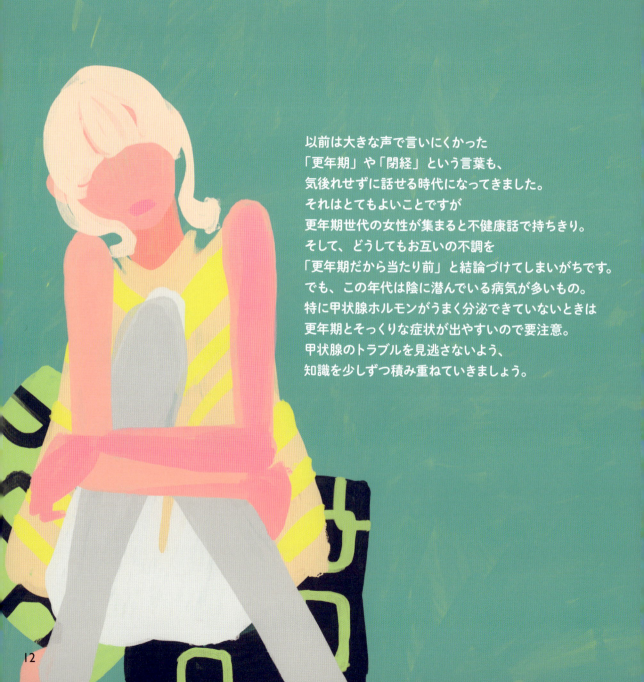

以前は大きな声で言いにくかった
「更年期」や「閉経」という言葉も、
気後れせずに話せる時代になってきました。
それはとてもよいことですが
更年期世代の女性が集まると不健康話で持ちきり。
そして、どうしてもお互いの不調を
「更年期だから当たり前」と結論づけてしまいがちです。
でも、この年代は陰に潜んでいる病気が多いもの。
特に甲状腺ホルモンがうまく分泌できていないときは
更年期とそっくりな症状が出やすいので要注意。
甲状腺のトラブルを見逃さないよう、
知識を少しずつ積み重ねていきましょう。

更年期に見られる体の不調（40代〜50代女性）

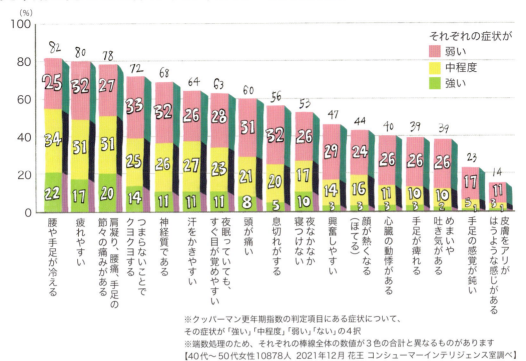

※クッパーマン更年期指数の判定項目にある症状について、
　その症状が「強い」「中程度」「弱い」「ない」の4択
※端数処理のため、それぞれの棒線全体の数値が3色の合計と異なるものがあります
【40代〜50代女性10878人 2021年12月 花王 コンシューマーインテリジェンス室調べ】

更年期と甲状腺ホルモンの異常、多くの症状が似ています！

	更年期	甲状腺ホルモンが少なすぎる	甲状腺ホルモンが多すぎる
健診で わかること	コレステロール値が高い、体重増加	コレステロール値が高い、体重増加、甲状腺腫	コレステロール値が低い、体重減少、甲状腺腫
血管運動神経系 の症状	ホットフラッシュ、ほてり、のぼせ、多汗、動悸、手足の冷え	手足の冷え、息切れ	多汗、動悸、息切れ
精神神経系 の症状	頭痛、めまい、イライラ、耳鳴り、不安、不眠、抑うつ、気力の低下、焦燥感、もの忘れ、判断力・集中力の低下	抑うつ、気力の低下、もの忘れ	不安、不眠、焦燥感、イライラ
運動器官系 の症状	肩凝り、腰痛、関節痛、手足の痛み・痺れ、疲れやすい	疲れやすい、動作が鈍い	疲れやすい、手指のふるえ
消化器官系 の症状	食欲不振、吐き気、便秘、下痢、腹部膨満感	食欲不振、便秘	食欲旺盛、吐き気、下痢
泌尿器・生殖器系 の症状	月経不順、尿もれ、頻尿、残尿感、腟の乾燥、性交痛	月経不順	月経不順
皮膚の症状	皮膚の乾燥・かゆみ、ドライアイ、ドライマウス、湿疹、かゆみ	皮膚の乾燥	皮膚のかゆみ

驚きの男女比！甲状腺の病気は
圧倒的に女性に多い！

日本国内で甲状腺のトラブルを抱えている人は、
予備軍も含めると1000万人ともいわれています。しかも女性が圧倒的！
こんなに身近な病気なのに、私たちはあまりにも知らなすぎました。

甲状腺の病気に
かかるのは
8〜9割が女性

　甲状腺にまつわる病気は症状が複雑で多岐にわたるため、診断や治療がされていない患者がかなり多く存在していると考えられます。ただ、女性が8〜9割と段違いに多いのは事実。

　女性に多い理由については、まだはっきりと十分に解明されていませんが、特に橋本病やバセドウ病は自己免疫が関係して起こる病気で、その他の自己免疫疾患も女性に多いことから、女性ホルモンの影響が大きいと考えられる報告が出てきています。

10〜20%

80〜90%

山内クリニックでも女性患者が圧倒的多数

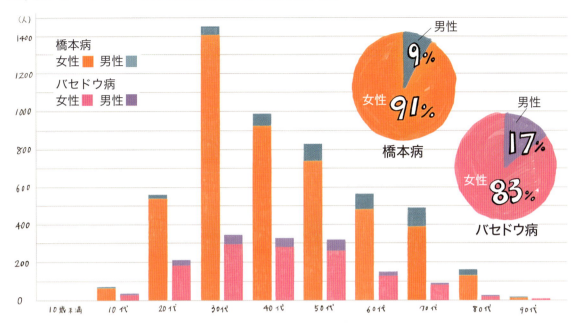

橋本病とバセドウ病／男女別・年齢別の患者数

※2017年〜2023年の7年間に、山内クリニックを受診した橋本病・バセドウ病の新規患者数です
※橋本病は男性447名、女性4693名。バセドウ病は男性268名、女性1272名。女性の占める割合はそれぞれ91％、83％で女性が圧倒的多数。年齢別に見ると、橋本病、バセドウ病ともに30代〜50代が多い傾向

名前は知っていても詳しくは知らない。それが「甲状腺」

あすか製薬が行った認知度調査では、「甲状腺」という名前は知っていてもその役割や病気、治療法についてはまだ知られていないことがわかります。
「バセドウ病」「橋本病」といった知名度のある病名が甲状腺と結びついていないのかもしれません。

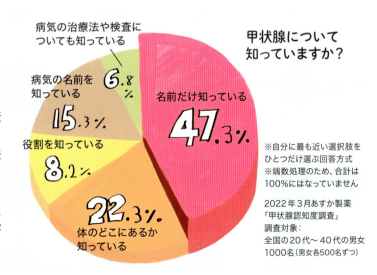

甲状腺について知っていますか？

※自分に最も近い選択肢をひとつだけ選ぶ回答方式
※端数処理のため、合計は100％にはなっていません

2022年3月あすか製薬「甲状腺認知度調査」
調査対象：
全国の20代〜40代の男女1000名（男女各500名ずつ）

甲状腺ホルモンが正常なら
私たちは毎日元気!!

喉の近くにある小さな臓器、甲状腺から分泌されるホルモンは、
体のすべての場所へ運ばれて全身の代謝を高めています。
それは生命活動そのものと言っていいほど。
私たちが日々、元気でいられるのは甲状腺ホルモンのおかげです。

甲状腺ホルモンは
体をつくり、心を動かす

脂質・糖質代謝 スムーズ！

甲状腺ホルモンは血液に乗って
体のすみずみへ。
全身の代謝を促してくれます！

体ポカポカ

新陳代謝で得られたエネルギーで
体温をキープするのも
甲状腺ホルモン

気力・活力もりもり

心臓を動かしてくれるのも
このホルモン。適切な量があれば、
体も心も活発に！

脳がテキパキ

思考力・記憶力・集中力を
保っていられるのも、
甲状腺ホルモンのおかげ

甲状腺ホルモンは栄養ドリンクでは得られない **本物の元気を**くれる

肌や髪ツヤツヤ
女性ホルモンと同じく、肌や髪を美しく守ってくれるといううれしい役割も

骨や筋肉しっかり
筋肉をつくって活発に動かしたり、骨を強くしてくれることも忘れないで！

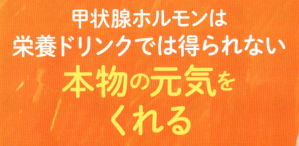

甲状腺ホルモンの分泌は

量が適切でないと問題が生じてしまうのが甲状腺ホルモン。
少なすぎると新陳代謝が低下して冷え症や寒がりに。
やる気がなくなったり、太りやすくなったりもします。
逆に多すぎると必要以上に新陳代謝が活発になり
心臓バクバク、汗だらだら、熱っぽいなどの症状が…。

甲状腺ホルモンの
分泌が少なすぎ

- 寒がり
- 食欲不振
- 気力が湧かない
- むくみやすい
- 脈が遅い
- 動作が鈍い
- 体重が増える

お肌カサカサ、髪が抜けやすい、むくみやすいし疲れやすい、あまり食べてもいないのに太ってしまうなどの症状があったら、甲状腺ホルモン少なすぎ子さん

甲状腺ホルモンの
分泌が少なすぎ・多すぎ
共通の症状

少なくても多くてもだめ！

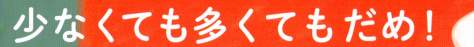

甲状腺ホルモンの分泌が多すぎ
- 暑がり
- 食欲旺盛
- イライラ
- 息切れしやすい
- 動悸がする
- 早口になる
- 体重が減る

たくさん食べても太らない、眼球が突出して目が大きく見える、肌ツヤツヤなどある意味うらやましいともいえる症状が出やすいのが、甲状腺ホルモン多すぎ子さん

- 疲れやすい
- 髪の毛が抜けやすい
- 甲状腺が腫れる

甲状腺ホルモンの量が変化するのはなぜ？

とても重要だからこそ、不足したり多すぎたりしないよう常にちゃんとバランスが保たれている甲状腺ホルモン。なのになぜ、量が正常でなくなってしまうの？
40代以降の女性に多い原因をいくつか挙げてみます。

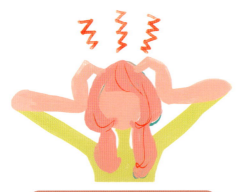

さまざまなストレス

寒暖差・騒音など物理的ストレス、飢餓・病気など生物的ストレス、不安や緊張といった心理的ストレスなどの影響が大きいといわれます。

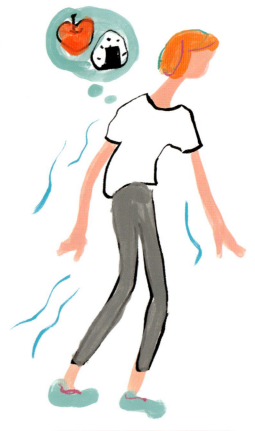

無理なダイエット

拒食症や過激なダイエットなどで体内にカロリーが不足すると、消費エネルギーを節約しようとするため、甲状腺ホルモンが減少。

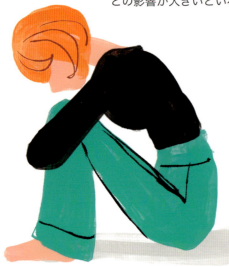

トラウマがあるとき

衝撃的なでき事が恐怖となっている場合など、甲状腺ホルモンの量が増え、恐怖に打ち勝つために眠らない（眠れない）という現象も。

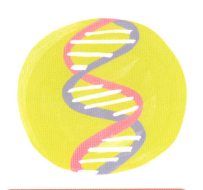

遺伝体質

遺伝的な素質があり、そこにウイルス感染や花粉症などのアレルギー、ストレス、喫煙などの環境因子が加わったときに異常が起こることも。

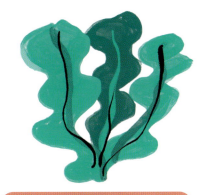

ヨードの不足・過剰

甲状腺ホルモンの材料はヨード（ヨウ素）。ヨードを多く含む食品（特に昆布）を食べすぎるとホルモン分泌に異常をきたすこと、肝に銘じて。

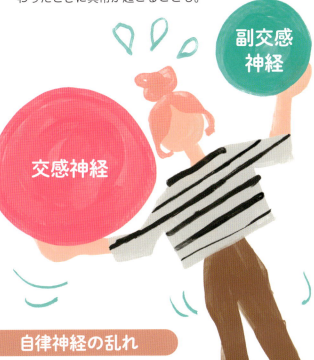

自律神経の乱れ

交感神経・副交感神経からなる自律神経は体内の機能をコントロールしているもの。ストレスや生活態度によって乱れると甲状腺にも悪影響。

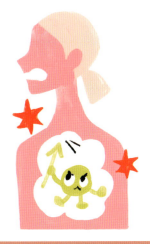

自己抗体

自分自身の甲状腺を敵と間違えて攻撃してしまう「自己抗体」がつくられてしまうと、甲状腺に炎症が起きてホルモン分泌も異常に。

甲状腺ホルモンのために、40代以上の女性が気を配りたいこと

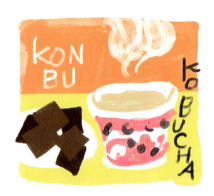

ヨードを摂りすぎない

ヨード（ヨウ素）は甲状腺ホルモンの材料なので必須の栄養素。でも摂りすぎはホルモン低下に直結。特にヨードの多い昆布には要注意。

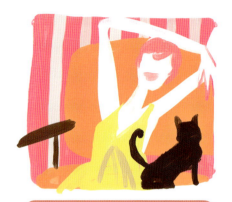

ストレスをためない

ストレスが甲状腺にダメージを与えることがわかってきています。甲状腺を大切にするためにストレスを回避し、ため込まない工夫も大切。

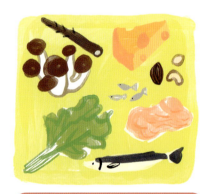

バランスのよい食事

食材は偏りなく、なんでもバランスよく食べること。もし気になることがあれば、第6章を参考に栄養素のプラスマイナスを。

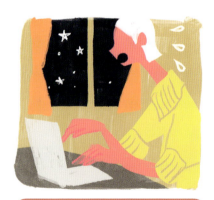

無理をしすぎない

若いときと同じように、仕事に家事に日々頑張る女性は多いもの。無理は体の、もとい甲状腺にとってのストレスに。頑張りすぎないで！

甲状腺ホルモンのバランスが乱れがちな40代以降は、まず一度生活を見直してみることが甲状腺トラブルの予防に。一見普通のことに思えても、甲状腺には好影響です。

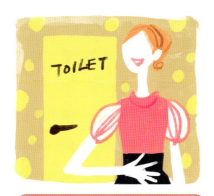

腸活はてっぱん！

腸内環境を整えることで全身によい影響が。特に甲状腺は腸内環境と密接な関係にあり、腸活するほど甲状腺ホルモンのバランスも良好に。

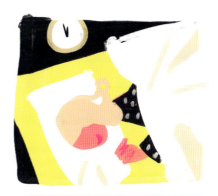

きちんと眠る

更年期になると眠りの質が落ちる人が多いよう。きちんと眠ることは健康の要。甲状腺機能を健全に保つことにもつながります。

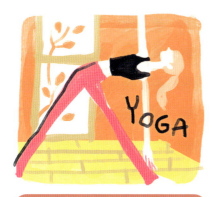

ある程度、運動もする

40代以降は代謝が悪くなったり筋肉量が減少したりと、マイナス要素が多いもの。適度な運動はいいことずくめ。一生の習慣にしたい。

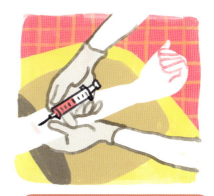

ホルモン値を気にする

甲状腺ホルモン値検査は健康診断にはほぼ含まれていません。産婦人科の健診では測定することが多いので、気になる人はぜひチェック。

甲状腺雑学☆トリビア ❶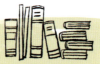

「副甲状腺」は甲状腺とまったく別物、無関係な臓器!?

副 甲状腺は、甲状腺の裏側にある臓器で、大きさは米粒大。目に見える臓器で最小といわれます。ほとんどの人は4個ですが、人によっては3個、または5個、あるいはそれ以上ある人も！

名前からすると甲状腺に関係があると思われがちですが、実は赤の他人。副甲状腺を「上皮小体」と呼ぼうとする動きもありましたが、副甲状腺と呼ぶことのほうが多いようです。

この臓器からは、副甲状腺ホルモンが分泌されますが、甲状腺ホルモンとはまったく別のもので、カルシウムの代謝を調整する働きがメインの役割。

カルシウムの貯蔵場所は主に骨。副甲状腺ホルモンはビタミンDを活性化させると同時に、ビタミンDとともにカルシウムを骨から血液中に送り出したり、腎臓や腸からカルシウムを吸収したり…、つまり血液中のカルシウム濃度を上昇させる働きをしています。

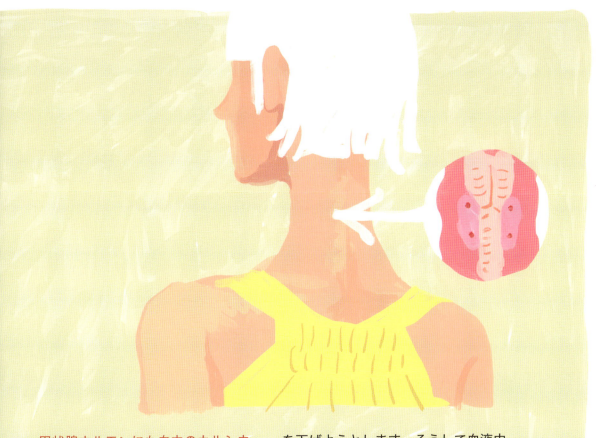

　甲状腺ホルモンにも血中のカルシウム濃度を上げる作用はあります。けれど、副甲状腺はそれよりも強い作用を持っています。

　カルシウムの量に応じて副甲状腺ホルモンの分泌が調節されるため、血液中のカルシウム濃度が下がれば、副甲状腺ホルモンの分泌が高まってカルシウム濃度を上げようとします。逆にカルシウム濃度が高すぎると、副甲状腺ホルモンの量が減り、カルシウム濃度を下げようとします。そうして血液中のカルシウム濃度は一定に保たれているのです。

　副甲状腺の病気も、ホルモンが少なすぎる病気と多すぎる病気に分けることができます。副甲状腺ホルモン値が低下すると、副甲状腺機能低下症になって血中カルシウムが減少してしまい、副甲状腺機能亢進症では副甲状腺ホルモン値が上昇し、高カルシウム血症を引き起こしてしまいます。

Dr.甲之介の部屋 ②

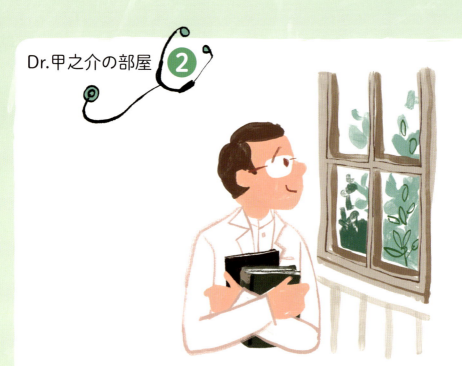

甲状腺が人生のターニングポイントに

僕が大学を卒業した頃は、現在のような研修医制度はなく、
直接医局に入局するのが一般的でした。
「甲状腺を勉強したい！」と思っていた僕は、
大学院を卒業して関連病院で働く立場になったとき、
甲状腺専門病院への派遣を希望しました。
教授にお願いするために教授室の前に立ち、
とても緊張してドアをノックした「あの時」。
それが甲状腺への道を歩む人生のターニングポイントになりました。
当時の光景と張りつめた気持ちを、
今でも思い浮かべることがあります。

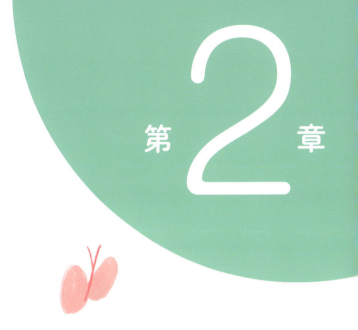

第2章

そもそも、甲状腺ホルモンって何？

情報がたくさんある女性ホルモンと違い、
甲状腺ホルモンについては
残念ながら一般的にあまり知られていません。
生命維持にも関わるホルモンのこと、
この機会にぜひ知識を深めたいものです。

ヒトにとっての「ホルモン」の役割とは?

体内に100種類以上もあるといわれるホルモンですが、
そもそも「ホルモン」とはいったい何なのか、考えたことがありますか?

50mプールに
スプーン1杯!
超微量で効く
魔法の分泌物

ホルモンとは、健康維持のために体内のいろいろな働きを調節する潤滑油のような物質のこと。主に内分泌腺から放出されたあと、血液によって運ばれ、標的の細胞に到達して作用を発揮、代謝・免疫・生殖といった機能を調節します。ごく微量で働くのが特徴で、血液中のホルモン量は「50mプールの水にスプーン1杯分入れた程度」と例えられます。

主なホルモンと分泌する器官

ホルモンは体中のあちこちでつくられています。甲状腺は内分泌腺（ホルモンを分泌する場所）のうち最大の臓器、そしていちばん重要な働きを担っている器官ともいえます。

内分泌腺としては最大の臓器！

甲状腺
・甲状腺ホルモン（T3、T4）
・カルシトニン

副甲状腺
・副甲状腺ホルモン

肝臓
・ヘパトカイン

副腎
・コルチゾール
・アルドステロン
・DHEA
・アドレナリン
・ノルアドレナリン

腎臓
・エリスロポエチン

卵巣（女性）
・エストロゲン
・プロゲステロン

精巣（男性）
・テストステロン

●肝臓、腎臓、心臓、皮膚、胃、膵臓、小腸、脂肪は、本来の内分泌腺とは異なりますが、ホルモンを分泌している臓器です。

視床下部
・成長ホルモン放出ホルモン
・性腺刺激ホルモン放出ホルモン
・甲状腺刺激ホルモン放出ホルモン
・副腎皮質刺激ホルモン放出ホルモン
・乳腺刺激ホルモン放出ホルモン

下垂体
・成長ホルモン
・性腺刺激ホルモン
・甲状腺刺激ホルモン
・副腎皮質刺激ホルモン
・乳腺刺激ホルモン
・バソプレシン
・オキシトシン

心臓
・ナトリウム利尿ペプチド

皮膚
・ビタミンD※

胃
・グレリン

膵臓
・インスリン
・グルカゴン

小腸
・インクレチン

脂肪
・レプチン
・アディポネクチン

※近年、ホルモンとしての役割が注目されています

女性ホルモンと同じくらい
女性の一生に深く関わる甲状腺ホルモン

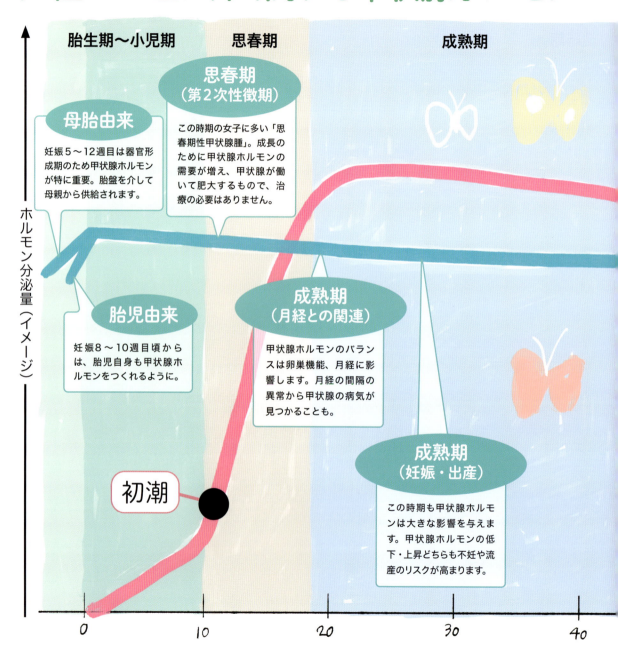

年齢によって分泌量がダイナミックに増減する女性ホルモン（特にエストロゲン）は、女性の一生と密接に関わります。女性ホルモンの変化が、女性のライフステージそのものと言っていいほど。
一方、分泌量に劇的な変化のない甲状腺ホルモンは、年齢とともにゆるやかな下降線を描きます。その分、各期間で働きが細やかに切り替わり、女性ホルモンと連動して私たちの健康を支えています。

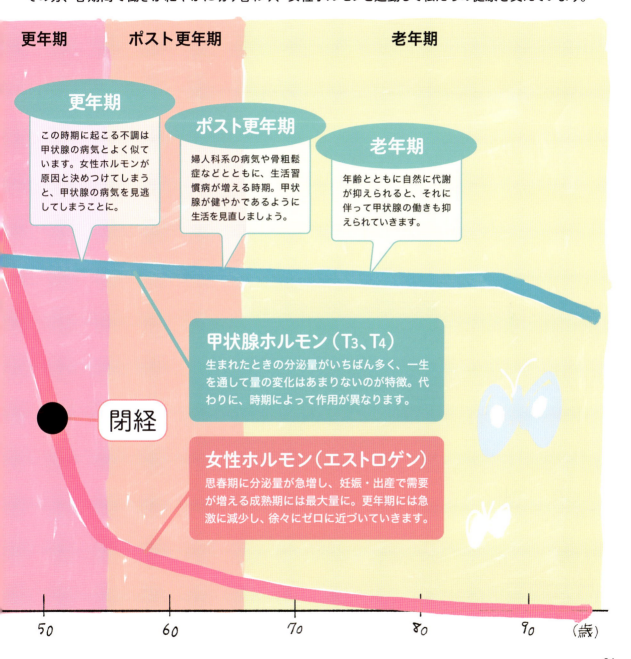

甲状腺ホルモンのスゴイところ❶
生きていくために必要不可欠な働きぶり

甲状腺ホルモンはひと言では言えないほど多くの役割を担っています。
今こうしている間にも体のすみずみまで送り届けられ、脳、心臓、筋肉や骨などがスムーズに動くよう働きかけています。代謝機能を高め、ハツラツとした生活を送ることができるのもこのホルモンあってこそ。
体にも心にも活力を与えてくれる、なくてはならないホルモンです。

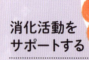

心臓を収縮させ、心拍数を上げる
心臓の筋肉を速く強く動かすことで、心拍数を高めて血流促進。

消化活動をサポートする
胃や腸を活発に動かし、消化吸収を高めるように助けます。

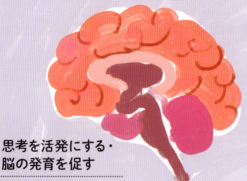

思考を活発にする・脳の発育を促す
脳や神経の働きを活発に。もの忘れの防止にもひと役買っています。

胎児の成長を促す（特に脳や骨）
甲状腺ホルモンは、胎児が発育・成長するのに欠かせないもの。

筋力を維持する・強化する

筋肉を活発に動かして強化する働きも。多すぎても筋力低下に。

脂質代謝を上げ、コレステロールを減らす

脂質代謝を促して、血中コレステロールを低下させる作用も。

骨量を増やす・骨を強くする

骨のターンオーバーを促す傾向に働き、骨量を上げて骨を強く。

新陳代謝を活発にし、体温を上げる

よい意味で体温を上げ、活力が湧くよう維持してくれる役目も。

もし甲状腺ホルモンがなかったら、起き上がることさえできないはず！

甲状腺ホルモンのスゴイところ❷
分泌の仕組みが秀逸！

生命維持に欠かせない甲状腺ホルモン。
その量を適正に保つのは脳の役目です。
過不足を感じとる司令塔、視床下部・下垂体が
「TRH」と「TSH」の分泌をコントロールしています。
ホルモン量が少なくなりすぎると甲状腺に対して分泌を
増やすよう促し、量が多くなりすぎると分泌を抑えるよう
働きかける優れた仕組みが備わっているのです。

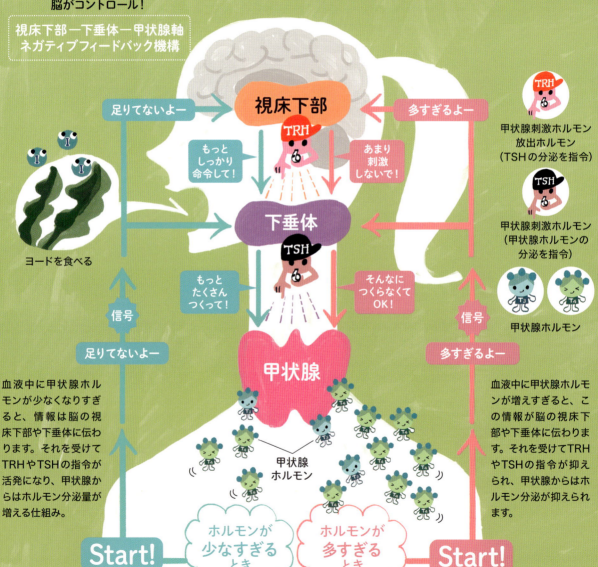

甲状腺ホルモンのスゴイところ❸
ホメオスタシスの主人公

私たちの体は、環境や内部の変化にかかわらず、いつもバランスよく一定の状態を保とうとします。これが「ホメオスタシス（生体恒常性維持機構）」で、甲状腺ホルモンはこの仕組みを支える中心的存在。分泌量を変えて、代謝や体温、血圧などを絶妙に調整できる立役者といえます。

甲状腺ホルモンの量的変化

必要がないときは減ります⬇

エネルギーがない！飢餓状態のとき

現実に飢餓のときはもちろん、拒食症や過激なダイエットでエネルギーが枯渇すると、エネルギー節約のため甲状腺ホルモン値は低下。

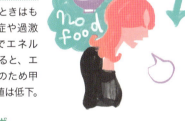

腎臓が働かず老廃物がたまりすぎたとき

新陳代謝の結果、尿として排出される老廃物。腎不全のときには老廃物がたまらないよう甲状腺ホルモンが減り、新陳代謝を抑えます。

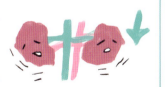

老衰やがん末期などのとき

老衰やがんの末期などで各臓器の機能が衰えると、臓器を酷使しないよう新陳代謝を抑える目的で、甲状腺ホルモン値は低下します。

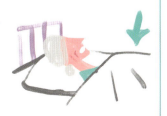

危機にさらされると増えます⬆

寒すぎて低体温のとき

気温が下がり寒さにふるえるようなとき、正常値の範囲内で甲状腺ホルモンが増えます。よい意味で体温を上げようとします。

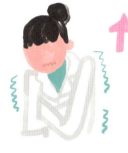

低血圧でふらついているとき

生命の危機ともいえる状況。甲状腺ホルモンが増え、心臓が送る血液量を増やし、低血圧を防止しようとします。

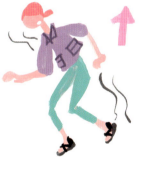

精神的苦痛や恐怖があるとき

心に傷を残しかねない強いストレスを受けたり、衝撃的なでき事で恐怖にさらされた場合にも、甲状腺ホルモンの量が増えます。

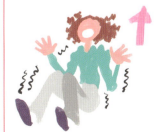

甲状腺ホルモンのスゴイところ ❹
安定供給のために   2種類のホルモンがある

甲状腺ホルモンを語るうえで必ず登場するT₃、T₄というキーワード。これも、甲状腺ホルモンの量を一定に保つために備わっている独特な仕組みです。最前線で働く本命のT₃（トリヨードサイロニン）と、作用は弱いけれど数の多いT₄（サイロキシン）、性質の異なる2種類のホルモンが支え合ってホルモンの働きをキープしています。

2種類ある甲状腺ホルモン

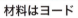
材料はヨード

食べ物に含まれるヨード（ヨウ素）を材料に、甲状腺でホルモンを合成

T₃ 本命 ヨードが3つ トリヨードサイロニン
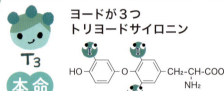

作用	数	寿命
強	少	短
作用が強くて、T₄の10倍ほどパワフル	分泌される数が、とても少ない	体内からいなくなるまでの時間が短い

T₄ 補欠 ヨードが4つ サイロキシン
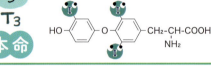

作用	数	寿命
弱	多	長
働くパワーが非常に弱い	分泌される数はT₃に比べて断然多い	体内にとどまっている時間が長い

甲状腺からの分泌量は1:3でT₄が断然多い

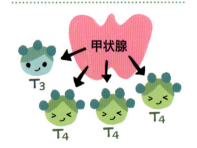

甲状腺から送り出されるとき、数が多いのは長期持続型のT₄。即戦力になるT₃は少数なのです。

T₄はT₃に変身できる！

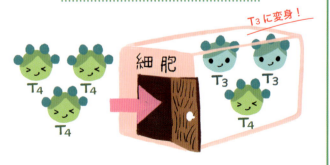

ホルモン作用の弱いT₄が、心臓や肝臓などの標的臓器の細胞内で作用の強いT₃に変身します。

甲状腺ホルモンは、それぞれの細胞の核内受容体と結合することで役割を果たします。

甲状腺ホルモンのスゴイところ❺
さらに安定供給するために 休眠 → 活動 の仕組みがある

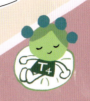

もうひとつ、安定供給のために張られているセーフティ・ネットがこちら。実は、甲状腺から送り出されたT3とT4の大半は、すぐ血液中のタンパク質と結合し、休眠している状態です。中にはタンパク質と結合しない甲状腺ホルモンがあり、FT3、FT4と呼ばれます。これらが実際に各臓器で働ける甲状腺ホルモンなのです。

実はタンパク質とくっついているため、T3とT4は休眠状態

血管

必要に応じてタンパク質と離れ、目覚める！

F＝Free（遊離）

精鋭部隊のFT3が活躍する！

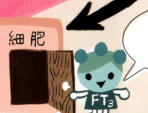

Point 血液検査でホルモン値を測定するときはFT3とFT4

甲状腺ホルモン量は、タンパク質遊離ホルモンであるFT3とFT4の血中濃度を測定するのが一般的。実際に作用するのがFT3とFT4であるためです。

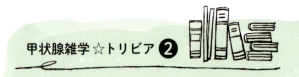

甲状腺雑学☆トリビア❷

甲状腺ホルモンが悪用された、危険な「痩せ薬」のこと

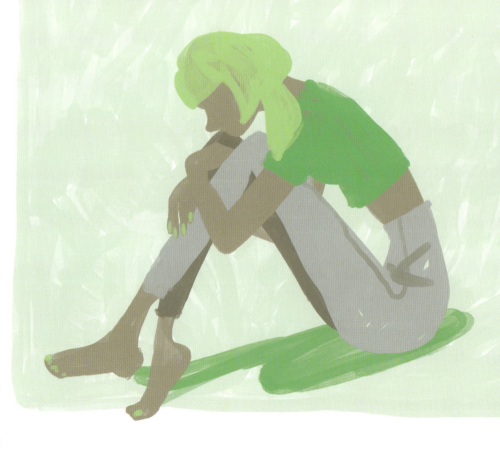

2002年、日本国内で中国製のダイエット健康食品（未承認医薬品、いわゆる痩せ薬）により、死者4名を含む700名以上が健康被害を受けました。甲状腺機能障害や重い肝機能障害が起きたのです。

この痩せ薬、フェンフルラミンという食欲抑制剤（日本では禁止されている薬剤）で、成分の中に甲状腺ホルモンが入っていました。

甲状腺ホルモンが過剰になる病気では、体重が減ってしまうことがよくあり、これを利用した痩せ薬は昔からありました。甲状腺ホルモンは、医薬品では「乾燥甲状腺（甲状腺末）」と呼ばれ、牛、豚、羊の甲状腺を乾燥して粉末にしたもので、1960年代から痩せ薬として乱用されていたのです。

そもそも甲状腺ホルモンは医師の指示で服用する治療薬。連続して使うことで体重は減りますが、服用により、動悸、発汗などの甲状腺機能亢進症と似た症状や、肝機能障害、無月経、精神障害などの副作用が現れることがあります。ともすれば死に至ることさえあるのです。

2002年に大きな被害があったにもかかわらず、その後も同じような痩せ薬による健康被害が後を絶たず、厚生労働省は毎年のように被害報告と注意喚起をしています。

厚生労働省のホームページに商品名とともにリストアップされているのは、原産国が中国などの痩せ薬を個人輸入して使用したことによる健康被害事例。いずれも甲状腺末などの医薬品成分が検出されていますが、近年ではタイなど海外の病院が処方したとされる商品もありました。

「痩せる」「元気になる」などの目的で、甲状腺ホルモンが使われた「健康食品」を口にすることは絶対に避けましょう。

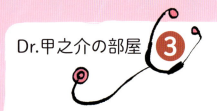

Dr.甲之介の部屋 ③

もうひとつの「甲状腺中毒症」

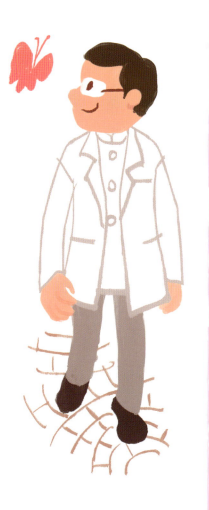

アルコールや薬物の依存症を中毒症といいます。
ギャンブルにはまり、一日中それが
頭から離れない中毒症もあります。
一方、甲状腺ホルモン値が基準より高い状態を
「甲状腺中毒症（P.64）」と呼びます。
血液中の甲状腺ホルモンが増え、
バセドウ病と同じ状態になることです。
代謝が活発になり、暑がり、汗が多くなったり、
手がふるえたりイライラするなど、
さまざまな症状が出ます。
僕の場合は、いつでも甲状腺のことを考えている
もうひとつの「甲状腺中毒症」です。

第3章

もっともっと「甲状腺」を身近に!

甲状腺がどこにあるか知っていますか?
意外に皮膚表面に近い場所にあるため
　感じることもイメージすることも容易なはず。
　甲状腺に触れ、ホルモンについて想像したら
　　甲状腺の存在にきっと愛着が湧くでしょう。

触ってみたい！甲状腺

甲状腺は外側からはなかなか存在を感じることができないと思われがちですが、そんなことはありません。慣れると自分でも容易に触ることができます。腫れやしこりなどは病気を見つける手がかりになるので、ぜひセルフ触診にトライ！

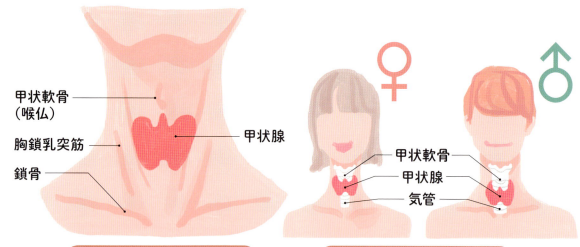

甲状腺の位置

甲状腺は首の正面、いわゆる喉仏（甲状軟骨の突起）のすぐ下1～2cmの位置に、気管の前側に張りつくように位置している臓器です。

男女で位置が少し違う！

女性は首の真ん中あたりの高さにありますが、男性は首の付け根くらいの低い位置に。大きさは体格によることが多いようです。

自分で触りやすいのは、こんな方法

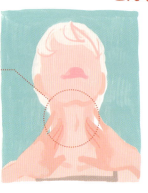

前側から4本の指で

首の両側に走る筋肉（胸鎖乳突筋）を目印に、その内側を指で触ってみます。蝶々の形をイメージしながら触ると見つけやすいものです。

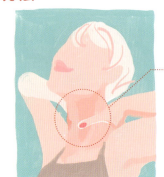

後ろ側から親指で

首の後ろに手を回し、親指だけでゆっくり探ってみましょう。こちらのほうが甲状腺の存在を感じやすい人もいるかもしれません。

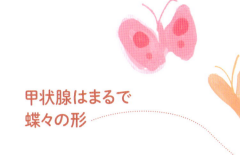

甲状腺はまるで蝶々の形

甲状腺はよく「蝶々が羽を広げたような形」と例えられます。甲状腺疾患啓発・検査推進運動のシンボルが蝶々を模した「バタフライリボン」（P.84）なのも納得です。

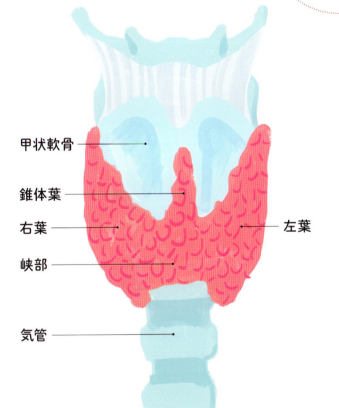

- 甲状軟骨
- 錐体葉
- 右葉
- 峡部
- 気管
- 左葉

前から見た甲状腺

甲状腺は3つの部位で構成されています。蝶々でいうと羽は右葉・左葉、胴体は峡部。真ん中のトンガリ部分は錐体葉で、峡部の一部です。

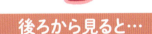

- 咽頭
- 左葉
- 右葉
- 副甲状腺
- 食道

後ろから見ると…

背面にはまったく別の機能を持つ「副甲状腺」があります。米粒くらいの大きさで上下左右に普通は4つ。働きは血液中のカルシウム濃度の調整です。

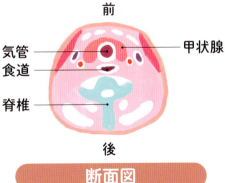

前
- 気管
- 食道
- 脊椎
- 甲状腺
後

断面図

断面で見ると、甲状腺は首のかなり前側にあることがわかります。

甲状腺は個性いろいろ

病気によって、腫れたりしこりができたりしやすい甲状腺。
とはいえ、健康な人ならみんな同じ形や色かというとそうではありません。
顔に個性があるように、甲状腺もまさに十人十色なのです。

日本人に多く見られる 4 タイプ

甲状腺を描いたイラストを見ていると、さまざまな形があることに気づきます。
実はどれも正しく、実際に個性豊か。形は大きく分けると4タイプです。

向かって左側、右葉のほうが大きい

甲状腺は決して左右対称ではありません。
右葉が大きい人が多数派です。

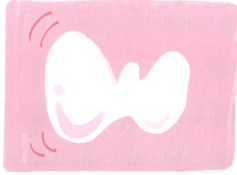

全体的にほっそりシャープ

スリムな印象の甲状腺もあります。
厚みもあまりなく、おとなしいイメージ。

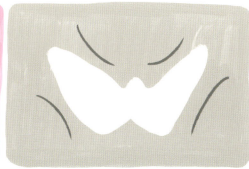

ふっくらして厚みもある

やや肉付きのよい甲状腺です。
丸くてかわいらしく見えます。

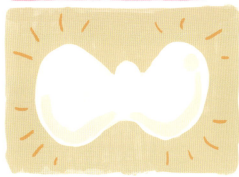

右葉左葉の上部が尖っている

蝶々の羽の形が違うのと同じく
こんなキリッとした甲状腺も！

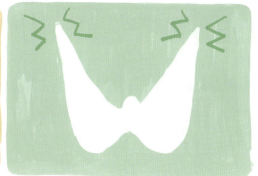

錐体葉
（真ん中のトンガリ）は
ある人が60%、
ない人が40%

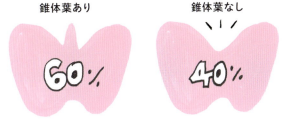

甲状腺は胎生期に舌根部に出現し、徐々に甲状腺の本来の位置に下りてきます。下りる通り道に沿って甲状腺の一部が形を変えて残ることがあり、それが錐体葉です。約60%の人についています。

大きさ・重さ

甲状腺はそれほど大きいものではありません。でも、ホルモンを分泌する内分泌腺としては最大の臓器。副腎、卵巣などほかの内分泌腺よりも大きいのです。

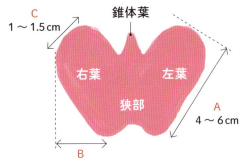

大きさ（片葉）：
A 縦 4〜6cm
B 横 1.5〜2cm
C 厚さ 1〜1.5cm
総体積：10〜15mL
総重量：10〜15g

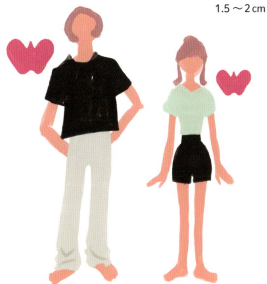

甲状腺の大きさは
体格によって異なる

健康な人の場合、心臓や肝臓などと同じで甲状腺も体格によって大きさが異なります。ただし肥満で脂肪が増え、体が大きくなっても甲状腺は大きくなりません。

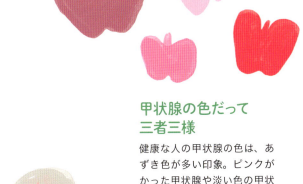

甲状腺の色だって
三者三様

健康な人の甲状腺の色は、あずき色が多い印象。ピンクがかった甲状腺や淡い色の甲状腺、赤みが強めの甲状腺など、少しずつ違います。

年齢を重ねると
位置は下へ

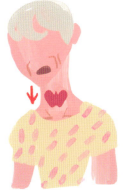

卵巣・腎臓など、ほかの臓器と同じく、甲状腺は加齢によって萎縮して位置も下がる傾向にあります。

甲状腺をカイボウ！

甲状腺はほかの臓器同様に
たくさんの細胞の集まりです。
正常な甲状腺の組織は軟らかく、
プツプツとした球状のものが
びっしりと詰まっていてユニーク。
顕微鏡で見るように拡大して
メスを入れてみましょう。

甲状腺

甲状腺は球状の「濾胞」の集合体！

　甲状腺は「濾胞」と呼ばれる多
数の球体で成り立っています。濾
胞の中は空洞で、甲状腺ホルモ
ンが一時的に貯蔵されています。
濾胞は甲状腺ホルモンの生産工
場であると同時に、貯蔵庫でも
あるのです。

濾胞の
断面

濾胞
同じように見える濾胞でも
大小あり、直径0.02 ～ 0.9mm
の大きさ

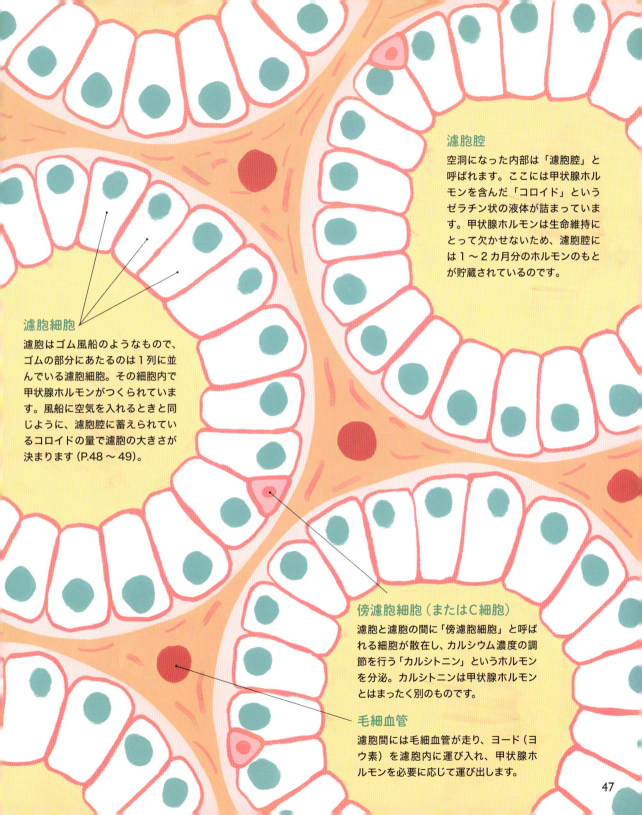

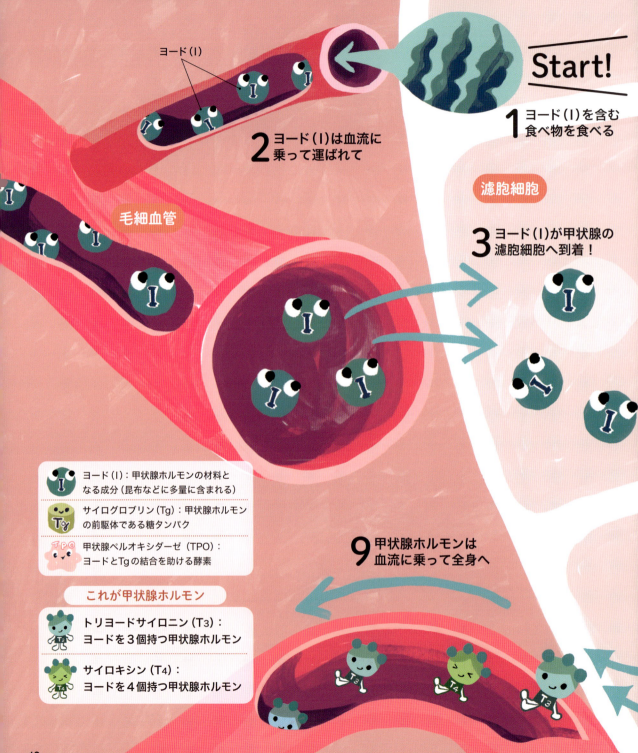

甲状腺ホルモンができるまで

甲状腺ホルモンの材料となるのはヨード（ヨウ素）です。
材料を食べてからホルモンが完成するまでのプロセスを見てみましょう。

甲状腺ホルモンの材料は口から摂った栄養素、昆布などに含まれるヨード（I）です。

ヨードは毛細血管で甲状腺へ運ばれ、濾胞細胞から濾胞腔に入ります。もともと濾胞細胞には、甲状腺ホルモンの前駆体・サイログロブリン（Tg）が存在していて、甲状腺ペルオキシダーゼ（TPO）という酵素の力を借りてヨードと結合。そして3個、4個のヨードが結合したトリヨードサイロニン（T3）、サイロキシン（T4）という2種類の甲状腺ホルモンが誕生。濾胞細胞に戻り、Tgから切り離されたT3、T4は、毛細血管によって全身へ向かいます。

4 待ち構えるのは甲状腺ホルモンの前駆体

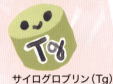

サイログロブリン（Tg）

5 ヨード（I）とサイログロブリン（Tg）の結合へ

6 甲状腺ペルオキシダーゼ（TPO）が結合をサポート

Iが3個とTgが結合　　Iが4個とTgが結合

7 濾胞腔内に一時的に貯蔵

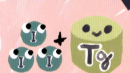
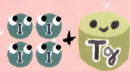

8 濾胞細胞内に移りサイログロブリン（Tg）と別れて甲状腺ホルモンが誕生！

トリヨードサイロニン（T3）

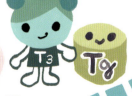

サイロキシン（T4）

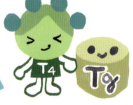

濾胞腔（コロイド）

甲状腺雑学☆トリビア❸

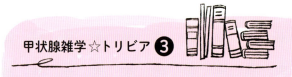
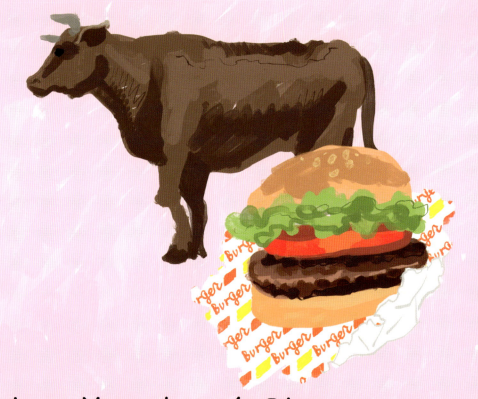

牛の首の肉は危険！
「ハンバーガー
甲状腺中毒症」

19 80年代半ば、アメリカのいくつかの州で、ハンバーガーの肉の中に牛の甲状腺が混入したために、甲状腺中毒症の集団発生が起こったことがありました。牛にも人間と同じように首に甲状腺があるので、首の肉を使用したハンバーガーを食べた人々が次々に甲状腺中毒症になったのです。俗に「ハンバーガー甲状腺中毒症」と呼ばれている疾患です。

この事件発生の後、食肉処理場では牛や豚の首の肉を市場に出すことが禁止され、動物の甲状腺が人々の口に入ることはなくなって、この中毒症は忘れられたかのようでした。

ところが2000年代になって、カナダでハンバーガー甲状腺中毒症を起こした女性の症例が報告されました。その61歳の女性は11年間に5回、甲状腺中毒症を起こし、すべて2～3カ月で治っていたため、4回目までは無痛性甲状腺炎（P.105）と診断されていたそうです。

食生活について詳しく聞かれ、5回目にして初めてわかったのは、飼育する牛を2年ごとに処分し、食用にしていたこと。処理をしていた知人には牛の首の肉（甲状腺を含む）が危険だという知識がなく、彼女自身も、それが混入している牛肉を、疑うこともないままハンバーガーに使っていたのです。

牛の首の肉入りハンバーガーを食べた時期と、甲状腺中毒症を起こした時期が一致したため、5回の甲状腺中毒症はハンバーガーによるものとわかったのでした。

日本では、牛の首の部分は廃棄します。輸入豚肉や牛肉も専門業者が適切な処理をしているので、甲状腺中毒症を恐れることはありません。個人が処理し自家消費するジビエなどの場合は、確認が必要です。

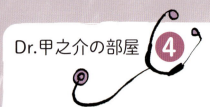

Dr.甲之介の部屋 ④

経験がものを言う！

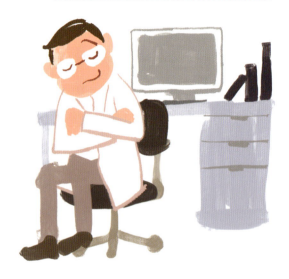

甲状腺ホルモン値が高いからと抗甲状腺薬を処方すると、
著しい低下症になったり、正常値まで回復しないことがあります。
無痛性甲状腺炎（P.105）の場合です。
無痛性甲状腺炎は初期に甲状腺ホルモンが増加し、
1〜3カ月後に正常に戻る（いったん低下してから戻ることも）のが特徴。
つまり薬は使わず静観します（定期的な検査は必要）。
経験を積むに従い、無痛性甲状腺炎と診断できれば、
いずれ正常化すると予測できるようになりました。
そして予測どおりに正常化したとき、
「無痛性甲状腺炎め、してやったり！」と心の中でにんまりしているのです。

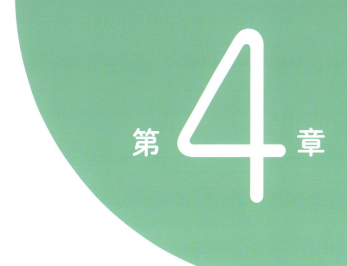

第4章

甲状腺ホルモンが異常かも？と思ったら…

少なすぎも多すぎもNGな甲状腺ホルモン。
少しでも不安を感じたら
甲状腺に詳しいドクターに診てもらいましょう。
病気予防は、まずその病気を知ることから！
橋本病やバセドウ病についてもご紹介します。

気になることがあったら専門医を受診

なんとなく甲状腺の健康が気になったり健康診断や人間ドックで指摘されたりしたら、ためらわず医療機関を受診しましょう。

Check! 腫れや痛みは？

甲状腺は体の表面に近いところにあるため、首の腫れや痛みなどの自覚症状からトラブルが見つかることも多いもの。まずは自分で鏡に映して腫れがないかチェックし、指で触れて腫れやしこりがないかも調べてみましょう。甲状腺の位置の確認や触り方はP.42を参考に。

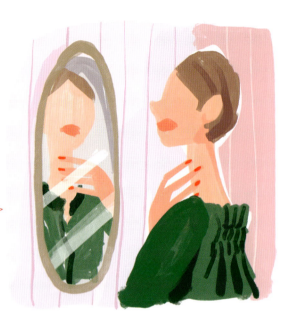

Self check! 当てはまる症状は？

甲状腺ホルモンが 少 なすぎ		甲状腺ホルモンが 多 すぎ	
☐ 寒がり・低体温	☐ 便秘がち	☐ 暑がり	☐ 排便の回数が多い
☐ うつっぽい	☐ 動作が鈍い	☐ 多汗	☐ 眼球が出ている
☐ 脈拍数が少なめ	☐ いつも眠気を感じる	☐ 脈拍数が多め	☐ 息切れしやすい
☐ 貧血	☐ 皮膚がカサカサ	☐ 不整脈	☐ かゆみがある
☐ むくみやすい	☐ 声が枯れている	☐ 動悸がする	☐ 喉が渇く
☐ 体重が増えがち	☐ 薄毛、白髪が多い	☐ 体重が減りがち	☐ 早口になる
☐ 気力が湧かない	☐ 月経の間隔が長い	☐ 食欲旺盛	☐ 月経の間隔が短い
☐ もの忘れしやすい	☐ 月経の出血量が多い	☐ 手足がふるえる	☐ 月経の出血量が少ない
☐ 筋力が低下	☐ コレステロール値が高い	☐ イライラする	☐ コレステロール値が低い

※左側の「少なすぎ」、右側の「多すぎ」、当てはまる項目が多い側の傾向があるということになります

医療機関は何科へ行けばいい?

甲状腺や甲状腺ホルモンが気がかりな場合は、できれば甲状腺の専門医の診察を受けるのが理想的。専門医がいる可能性があるのは「内分泌内科（ただし糖尿病などの診療がメインのこともあるので問い合わせを)」。まれに「産婦人科」「耳鼻咽喉科」にも。もちろん、甲状腺専門の病院やクリニックもあります。専門医の探し方は、P.100の「Dr.甲之介の部屋⑦」で詳しく紹介しています。

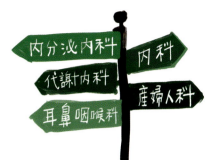

受診したら、何をするの?

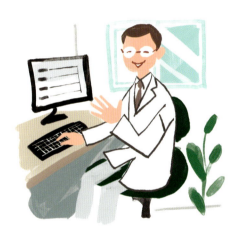

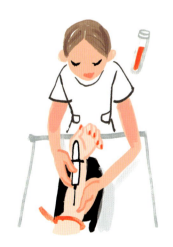

問診＆触診
問診で聞かれるのは「いつからどのような自覚症状があるか」「家族歴・既往歴」など基本的なこと。触診では医師が指で首に触れて調べるため、首を出しやすい服装にしましょう。

血液検査
採血は不可欠。血液中の甲状腺ホルモンの濃度（P.56〜57）や自己抗体の有無を調べます。甲状腺ホルモンは全身に働くのでコレステロール値や肝機能の数値を調べることも。

超音波（エコー）検査
超音波検査は、甲状腺の病気が疑われる際には必ず実施されるもの。プローブと呼ばれる器具を当てて甲状腺の様子を画像化して診ることができ、特に痛みはありません。

> **もしも異常があったら…**
> 甲状腺や甲状腺ホルモン値が正常でない場合には治療方針が立てられますが、すぐに治療が必要でない場合も、専門医であればこそ適切な判断ができるはずです。

知っていると自分の健康状態がわかる！
甲状腺ホルモン値の見方

受診時だけでなく、健診や人間ドックのオプションなどでも検査できる甲状腺ホルモン。
検査名や数値の意味がわかっていれば、自分で甲状腺の状態をもっと知ることができます。

　生命維持にも関わる甲状腺ホルモンを一定の量に保つために、人体には優れたシステムが備わっています。血液中の甲状腺ホルモンが少なくなると、脳の司令塔である視床下部は甲状腺刺激ホルモン放出ホルモン（TRH）を分泌して下垂体に指令を出し、甲状腺刺激ホルモン（TSH）を分泌させます。
　また甲状腺ホルモンの減少時は、下垂体に直接指令を出すことでTSHを分泌させてもいます。このふたつの仕組みで分泌されたTSHは、甲状腺に働きかけてホルモン分泌を増やすように促します。反対に甲状腺ホルモンが多くなるとTSHは減少し、甲状腺ホルモンの分泌が減ります。甲状腺の状態を診るために血液検査でTSHの値を調べる意味はここにあります。

check！ 見るべきは3つのホルモン値

3つのホルモンの数値は、甲状腺ホルモン量が少なすぎ・多すぎの指標になります。しかし病気の診断は、1回きりの数値だけではなく、時間を置いて再度測定した数値や、自己抗体（P.61）・症状なども考慮して総合的に行われます。T3、T4ではなくFT3、FT4を測る理由はP.37を参照。

甲状腺ホルモン：
遊離トリヨードサイロニン
FT3　本命ホルモンの量
基準値（正常値）
2.3〜4.0pg/mL

甲状腺ホルモン：
遊離サイロキシン
FT4　補欠ホルモンの量
基準値（正常値）
0.9〜1.7ng/dL

甲状腺刺激ホルモン
TSH　司令塔ホルモンの量
基準値（正常値）
0.61〜4.23mIU/L

※一般的な健康診断などの場合、調べないこともあります
※基準値は医療機関（血液を検査する機器）によって異なります
※個人個人の最適値が狭いため、基準値内に入っていてもその人にとっては最適値とならないこともあります

甲状腺ホルモン分泌のおさらい

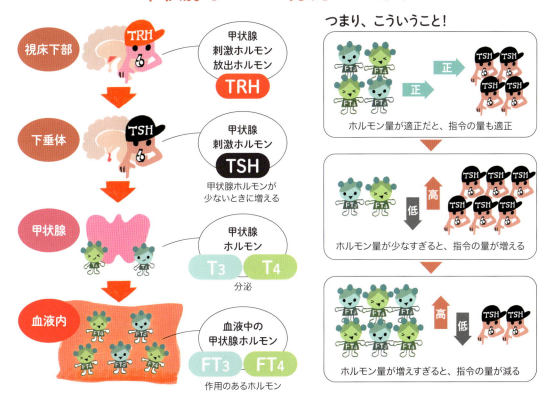

3つの数値からわかること

3つの数値の組み合わせはこのほかにもありますが、甲状腺自体に異常がない場合や一時的な場合、別の問題が隠れている場合もあります。また、★1、★2のようにFT4やFT3が正常値なのに、TSH値が高すぎたり、低すぎたりという異常値の場合には、それぞれ潜在性甲状腺機能低下症（P.103）、潜在性甲状腺中毒症と呼びます。

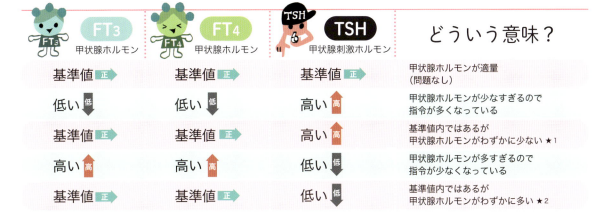

甲状腺ホルモンが「少なすぎる」

血液検査で甲状腺ホルモン量が基準値から外れていた場合、果たしてどんな病名がつくのでしょうか？

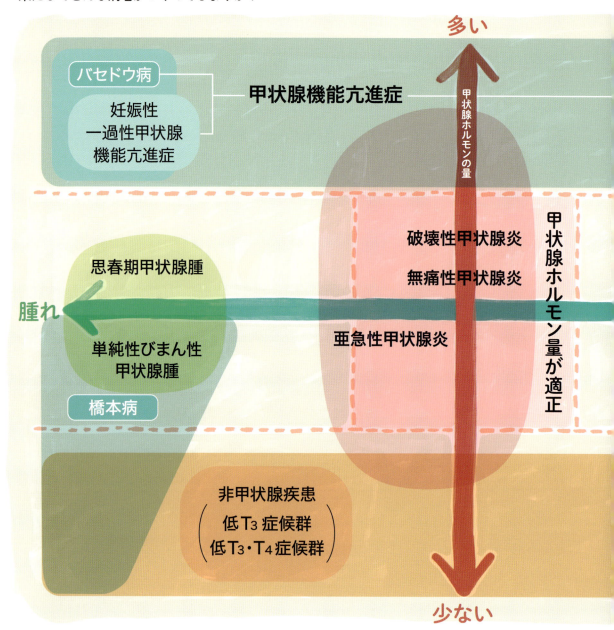

「多すぎる」は病気なの？

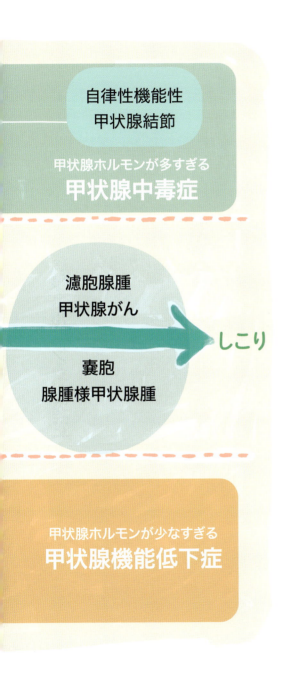

甲状腺ホルモン値が異常に低くなる病気を総称して「甲状腺機能低下症」といいます。逆に、ホルモン値が異常に高くなる病気の総称は「甲状腺中毒症」です。どちらも甲状腺ホルモンの分泌（産生＋貯蔵＋放出）が異常になっていることを意味します。

でも、甲状腺の"病気"はホルモンの量や働きだけで診断されるわけではないのです。腫れやしこりなど甲状腺そのものの状態で判断される場合も多いもの。だいたいの目安を知っておきましょう。詳しくは、第7章で。

ホルモンの数値が高い→低いと変動することも！

甲状腺ホルモン値が高い・低いは、実は一過性のこともあります。一時的に高くなり次に低くなるような病気（無痛性甲状腺炎や亜急性甲状腺炎など）もあるためです。1回だけでなく、日数を置いて複数回検査することも大切です。

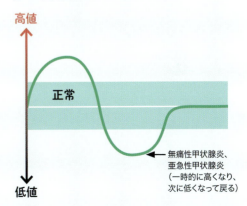

甲状腺ホルモンが
少なすぎる病気の代表
橋本病とは？

血中の甲状腺ホルモンが少なすぎる病気を
「甲状腺機能低下症」といい、
その中で代表的なのが「橋本病」。
自己抗体ができる病気ですが、
自覚症状がない人も多く、40代以降の女性の
5人に1人がかかっているともいわれます。

誤って自分の体を
攻撃してしまう
「自己抗体」ができて
甲状腺に慢性的に炎症が
起きる病気

橋本病と甲状腺機能低下症は
必ずしもイコールではない！

甲状腺に対して自己抗体ができ、慢性的な炎症を起こしているのが橋本病です。そのため、橋本病は「慢性甲状腺炎」に分類され、そのほとんどを占めています。

橋本病の抗体のある人のうち、甲状腺ホルモン値が低いのは約30％。よく橋本病と甲状腺機能低下症は一緒にされがちですが、約70％は低下症ではなく、そのため橋本病と知らずに生活している人が多いのも事実です。

橋本病
（自己抗体による甲状腺の慢性炎症）
＝

自覚症状なし
（薬は必要なし）

70%

甲状腺機能
低下症ではない

30%
甲状腺機能低下症
（薬が必要）

自覚症状がなくても
薬が必要

自覚症状
あり

橋本病

70%	30%
軽度 甲状腺ホルモン 正常	**中〜重度** 甲状腺ホルモン 低値 ＝ 甲状腺機能低下症
↓	↓
薬は必要なし	**薬が必要**
自覚症状はなく、薬を必要としないのですが、橋本病と知らずに昆布をたくさん食べていると危険	橋本病の抗体があり甲状腺機能低下症であっても、自覚症状がない人もいますが薬による治療は必要

自己抗体ができる「自己免疫疾患」って何？

本来、異物が体内に入り込むと、敵と見なして攻撃する抗体ができます。この免疫システムに異常が生じ、自分自身の正常な組織を誤って攻撃してしまう抗体ができるのが「自己免疫疾患」です。橋本病もバセドウ病も自分の甲状腺に対し、それぞれ違う種類の抗体ができる自己免疫疾患。自己免疫疾患にはほかに、関節リウマチ、多発性筋炎などの膠原病、1型糖尿病、潰瘍性大腸炎などがあります。圧倒的に女性に多いのが特徴です。

橋本病・バセドウ病の診断に欠かせない3つの「自己抗体」検査

橋本病とバセドウ病は、血液検査により甲状腺の自己抗体があるかどうか、その種類や程度を調べます。主に3つの抗体です。

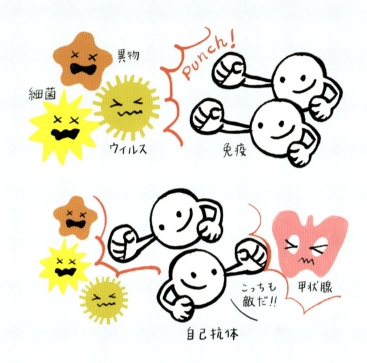

自己抗体		基準値	橋本病	バセドウ病
TgAb 抗サイログロブリン抗体	濾胞細胞に貯蔵されているタンパク質Tg（サイログロブリン）に対してつくられる自己抗体。橋本病で強い陽性（バセドウ病でも陽性になることも）	0～27.9 IU/mL	高	高 あるいは 正
TPOAb 抗甲状腺ペルオキシダーゼ抗体	甲状腺ホルモンを合成する酵素である甲状腺ペルオキシダーゼ（TPO）に対してつくられる自己抗体。橋本病で強い陽性（バセドウ病でも陽性になることも）	0～15.9 IU/mL	高	高 あるいは 正
TRAb 抗TSH受容体抗体	甲状腺ホルモンの分泌を促す甲状腺刺激ホルモン（TSH）の受容体に対してつくられる自己抗体。バセドウ病で陽性	0～1.9 IU/L	正	高

橋本病は決して怖くない！
治療が必要なのは、ほんの一部

300万人以上いるといわれる橋本病ですが、約7割は経過観察のみで通常と変わらない生活を送っています。薬の必要がない人もいれば、薬によって症状のない状態を維持することができる人もいます。

自覚症状のない「隠れ橋本病」も多い！

橋本病の診断は甲状腺の腫れや抗体があるなど、日本甲状腺学会でガイドラインが決められています。代謝が悪くなるため、見た目にも橋本病とわかりやすい人も。太る・むくむ・肌の乾燥がひどい・髪の毛や眉が薄くなる・まぶたが腫れぼったい・顔がたるむなど、老け込んで見えるのが特徴的。その一方で、症状がなく検査をしたこともない、でも実は抗体のある「隠れ橋本病」の人が大勢いると推測されます。

心配な人は受診してホルモン値と抗体検査をぜひ受けましょう。症状がなくてもTSH値が10mIU/Lを超えたら治療の対象となります。

橋本病発症の仕組み

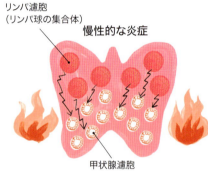

リンパ濾胞（リンパ球の集合体）
慢性的な炎症
甲状腺濾胞
甲状腺の機能が低下

免疫に何らかの異常が起こり、リンパ球（免疫の働きの中心）の塊であるリンパ濾胞が多数現れて、甲状腺濾胞細胞が破壊されてしまうのが直接の原因。それを修復する過程で甲状腺が炎症を起こして腫れます。破壊がさらに進むと、甲状腺の働きが落ちて、甲状腺機能低下症に。長期間経過すると、甲状腺が破壊され、繊維化を起こし、小さく硬くなっていきます

治療せずに放っておくと…

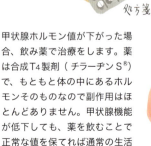

- コレステロール値が上昇
- 肝臓の機能が低下
- 動脈硬化のリスクが上がる

自覚症状がないまま長期間経過して、全身の新陳代謝が悪くなっていくこともあります。するとコレステロール値が上がり、肝機能が低下したり、動脈硬化を早めたりすることに

治療は「飲み薬」による甲状腺ホルモン補充

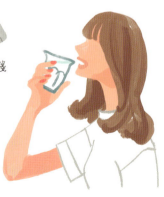

甲状腺ホルモン値が下がった場合、飲み薬で治療をします。薬は合成T4製剤（チラーヂンS®）で、もともと体の中にあるホルモンそのものなので副作用はほとんどありません。甲状腺機能が低下しても、薬を飲むことで正常な値を保てれば通常の生活ができます

橋本病を知るTIPS

TIPS 1 日本人名がついた最も有名な病気

橋本病の「橋本」は、この病気を発見した橋本策（はかる）医師の名前を冠したもの。1912年、橋本医師が世界で初めてドイツの医学雑誌に発表後、橋本病は広く知られるようになりました。ちなみに日本甲状腺学会のシンボルマークには橋本医師の肖像画が使われています。

TIPS 2 解明されていない橋本病の根本原因

橋本病の抗体があるかどうかは血液検査で初めてわかります。抗体があると知らずに妊娠・出産、強いストレス、ヨード（ヨウ素）の過剰摂取などにより甲状腺機能低下症となり、橋本病が明らかになることが多いのはそのため。ただ、なぜ免疫の異常が生じるのかはまだわかっていません。

TIPS 3 顔つきでわかる!?橋本病の特徴

橋本病では甲状腺機能低下症状が顔つきに表れることも。太ってくるのに加え、顔のむくみやたるみ、まぶたの腫れぼったさ、肌の乾燥、ぼーっとした表情などが特徴的。また、首の前側の腫れが目立つ、声がかすれる、抜け毛が多くなるなど。治療が功を奏せば元に戻ります。

TIPS 4 橋本病と知らずに昆布を食べすぎたら？

一般的な健康診断の血液検査には、橋本病の抗体検査は入っていないため、症状がないと橋本病には気づかず生活していることになります。昆布を日常的にたくさん食べているとヨードの過剰摂取になり、抗体を持つ人は甲状腺機能低下症を発症することがあるので注意が必要です。

TIPS 5 ほかの病気と間違われやすい橋本病

橋本病の症状のほとんどは、ほかの病気でも起こる可能性のあるもの。そのため体調不良の原因がはっきりせず、橋本病とわかるまでに時間がかかることも。更年期症状と断定されたり、うつ病を疑われたり、高齢者ではアルツハイマー型認知症と間違われることさえあります。

TIPS 6 紛らわしいけれど違いを知っておきたい

この本では「橋本病」「慢性甲状腺炎」「甲状腺機能低下症」を区別して考えています（P.102）。甲状腺についての理解は難しいことも多く、医療に詳しい人でも間違えやすいもの。橋本病は、慢性甲状腺炎のひとつであり、その3割程度が甲状腺機能低下症に陥ります。

TIPS 7 ホルモン値が正常なら治療はしなくてよい

橋本病の治療は、甲状腺ホルモンが低下している場合は内服薬によるホルモン補充、ヨードの過剰摂取が疑われる場合はヨード制限も行います。現在の医療では自己抗体をなくす治療はできないので、橋本病と診断されても甲状腺ホルモンがしっかり出ていれば原則的に治療は不要です。

TIPS 8 橋本病の治療の基本は甲状腺ホルモンの補充

甲状腺ホルモンが低下しても、ホルモン薬を飲んでから数カ月で甲状腺機能が改善していきます。薬が不要となる人もいますが、一生、薬が必要な人も少なくありません。また、途中で機能低下が進行したり、他の症状が出たりすることもあるため、定期的な検査が必要です。

TIPS 9 橋本病自体は、不妊の原因とは言えない！

「橋本病は不妊の原因」と言う人もいますが、そうとは言い切れません。確かに不妊症には甲状腺ホルモンの低下や増加が関係しているため、産婦人科では甲状腺機能の検査も行われます。「橋本病による甲状腺機能低下状態が続くと妊娠しにくくなることがある」が正しい理解です。

甲状腺ホルモンが多すぎる
バセドウ病とは？

自己抗体がつくられ、脳からの指令がないのに甲状腺がホルモンをつくり続けてしまう病気

橋本病と同じく、自己免疫疾患であるバセドウ病。
甲状腺ホルモンが過剰につくられるため、
新陳代謝が活発になって痩せてしまい、
一見きれいになったような錯覚から「美人病」ともいわれます。
実際には治療が必要な状態の、気をつけたい病気です。

間違ってできた自己抗体がTSH受容体に結合してしまう

甲状腺ホルモンは、脳から分泌される甲状腺刺激ホルモン（TSH）が、甲状腺内にあるTSH受容体と結合することによって分泌されます。バセドウ病では、自己免疫反応によってできた抗TSH受容体抗体（TRAb）という自己抗体が受容体と結合して、甲状腺ホルモンが過剰につくられ、血液中に放出されます。

バセドウ病発症の仕組み

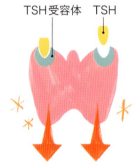

正常な甲状腺では、TSHがTSH受容体に結合して、ホルモンが分泌されます

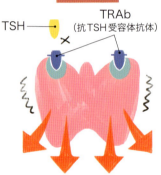

受容体を攻撃するTRAbがTSHの代わりに受容体に結合するため、過剰分泌に

甲状腺中毒症と甲状腺機能亢進症の違い

甲状腺ホルモンが多すぎる病気を甲状腺中毒症といいます。多すぎると、すなわちバセドウ病と思われがちですが、バセドウ病はその中でも「甲状腺機能亢進症」にあたります。検査の精度が低かった以前は区別されていなかったのですが、今は別の扱いです。

甲状腺中毒症

- **甲状腺機能亢進症**
  - ●代表的な病気はバセドウ病
- **破壊性甲状腺炎**
  - ●詳しくはP.105を参照

バセドウ病を知るTIPS

TIPS 1
病名の由来 バセドウ vs. グレーブス

バセドウ病の名は1840年にこの病気を発表したドイツの医師カール・アドルフ・フォン・バセドウにちなんでいます。ドイツ医学が主流だった日本と違い、英語圏では1835年にアイルランド人医師ロバート・ジェームス・グレーブスの発見によりグレーブス病と呼ばれます。

TIPS 2
特徴的な症状を表す「メルゼブルクの3徴」

バセドウ病の顕著な症状は甲状腺の腫大・眼球の突出・頻脈の3つ。これを「メルゼブルクの3徴」と呼んでいました。病名の由来になった医師が診療に従事した町がドイツのメルゼブルクだったことが始まりですが、現在ではバセドウ病の症状は多岐にわたることがわかっています。

TIPS 3
聞き慣れない言葉「びまん性」とは?

バセドウ病の症状で多く見られるのは甲状腺全体がが腫れる「びまん性甲状腺腫」。「びまん（瀰漫）」とは全体に広がっている状態を指す言葉で、「びまん性肺疾患（左右の肺全体に病変が広がっている肺疾患）」などにも使われます。びまん性の対義語は「限局性」です。

TIPS 4
バセドウ病の原因はストレスも関係あり!?

橋本病やほかの自己免疫疾患と同じく、バセドウ病もなぜ自己抗体がつくられてしまうのか、はっきりした原因は不明。バセドウ病になりやすい体質を持っている人が、強いストレスや妊娠・出産、何らかのウイルス感染などをきっかけに、発症するのではないかと考えられています。

TIPS 5
バセドウ病の症状、意外に多いのは「倦怠感」

症状には個人差がありますが、治療前の症状として多いのは動悸、手指のふるえ、甲状腺の腫れ、息切れ、多汗、体重減少など。中でもいちばん多いのは「疲れやすさ」というデータもあります。倦怠感は橋本病の症状というイメージですが、意外にもバセドウ病でも見られます。

TIPS 6
年代によっても異なる症状の現れ方

バセドウ病の症状の現れ方は年代によって異なります。甲状腺の腫れは若い世代に目立ち、高齢者ではあまり見られません。どの世代でもあるのは動悸や手指のふるえ。40代以降では体重減少の傾向が高まりますが、10代〜20代では食欲が著しく増進するので体重が増えることも。

TIPS 7
バセドウ病の症状とタバコの関係

喫煙は橋本病・バセドウ病の発症や治療に影響するとの報告がありますが、特に喫煙とバセドウ眼症との関係が注目されています。タバコを吸わない人に比べ、吸う人に眼球突出が多く、症状が悪化しやすいというデータも。喫煙者はまず禁煙することが大切と心得ましょう。

TIPS 8
花粉アレルギーの人はバセドウ病の症状も悪化

最近の研究では、バセドウ病の原因のひとつに花粉症も挙げられているようです。花粉症になった後にバセドウ病を発症した例や、治療で落ち着いていた症状が悪化したという報告も。花粉症に限らず、免疫の異常という意味ではアレルギー疾患と甲状腺疾患は無関係ではなさそう。

TIPS 9
診断基準のこと。甲状腺学会のガイドライン

甲状腺疾患の診断にあたっては、日本甲状腺学会で一定の基準を決めています。科学的根拠に基づき、多くの医師が同じ基準で診断、対応できるようになっているのですが、病気は個人差も大きく、基準に当てはまらないことも。診断はやはり医師の経験と知識がものを言います。

治療法のチョイスが鍵となる
バセドウ病

バセドウ病の治療法は3種類ありますが、それぞれに一長一短があるため、専門医とじっくり相談しながら治療を進めていきます。

治療はまず薬から

- 第1チョイス：薬物療法（抗甲状腺薬）
- 第2チョイス その①：放射性ヨード内用療法
- 第2チョイス その②：手術

甲状腺ホルモンの分泌を抑制する「抗甲状腺薬」を服用するのが基本。薬の効果が思ったほど得られないときや副作用が出たときなどは、放射性ヨードを活用した治療や手術を選択することに

バセドウ病の3大治療法を比較

	薬物療法（抗甲状腺薬）	放射性ヨード内用療法	手術
対象	●全年齢（薬をきちんと飲める人）	●原則18歳超 ●妊娠・授乳期ではない人 ●女性6カ月・男性4カ月以内に妊娠の予定がない人 ●甲状腺がん（疑いも含む）がない人	●術前検査で手術・麻酔が可能な人 ●薬で治りにくい、薬で副作用が出た、早く治したい、甲状腺の腫瘍を合併している、眼症がある人など
方法	●通院しながら抗甲状腺薬を内服	●特殊な施設で放射性ヨードカプセルを服用	●入院して手術
期間	●長い	●効果が表れるまで1年程度	●短い
長所	●通院しながら治療が可能 ●診断当日から治療開始が可能	●薬物療法より治療効果が短期間に得られる ●副作用や合併症が少ない ●再燃しにくい ●繰り返し治療可能	●短期間で効果が出る
短所	●副作用の心配がある ●長期間の内服が必要なことが多い ●中止後、再燃リスクが高い	●バセドウ病眼症が悪化することがある ●1回の治療で十分な効果が得られないことがある ●甲状腺機能低下症になるリスクが高い ●甲状腺腫が大きい場合、心疾患や糖尿病などの合併症がある場合、高齢の場合は入院が必要	●手術・麻酔の合併症を起こすことがある ●手術痕が残る ●甲状腺機能低下症になることがある ●入院を伴う

※3つの方法を並列で比較することはできません。薬物療法以外の治療を行うにしても、その前に薬で甲状腺機能を正常にしておかなければならないため、個々の病態やスケジュールなどを考慮して決めることになります

バセドウ病眼症とは？

バセドウ病になるとかかりやすい合併症のひとつが「バセドウ病眼症」です。バセドウ病の人は痩せて目がぱっちりしていることが多いので、美人病と称されますが、それもこの合併症のため。眼科専門医の治療が必要になる場合もあります。

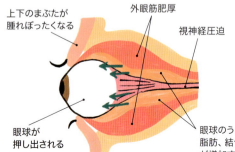

上下のまぶたが腫れぼったくなる
外眼筋肥厚
視神経圧迫
眼球が押し出される
眼球のうしろの脂肪、結合組織が増加する

眼の奥にある外眼筋や脂肪組織に存在するTSH受容体に、抗TSH受容体抗体（TRAb）が結合して肥厚した結果、眼球が前に押し出され、突出してしまうのです

バセドウ病を知るTIPS

TIPS10 間違えられやすい代表的な病気とは

橋本病と同じく症状が多岐にわたることから、ほかの病気と間違われることも多いバセドウ病。その症状からは、心臓病、更年期障害、双極性障害、糖尿病、高血圧症、過敏性腸症候群、卵巣機能不全、パーキンソン症候群、皮膚の病気、筋肉や神経の病気…と、たくさんあります。

TIPS11 知りたい！バセドウ病の遺伝の程度

直接の原因は解明されていませんが、バセドウ病になりやすい"体質"はある程度遺伝するといわれます。なりやすい体質に何らかのストレス要因が加わることで発病しやすくなるのです。親、兄弟姉妹、祖父母がバセドウ病の人は、一般の人に比べて20～40倍くらいなりやすい傾向が。

TIPS12 バセドウ病の合併症「心房細動」は治りやすい

バセドウ病の合併症として、バセドウ病眼症のほかに不整脈のひとつである「心房細動」があります。これを放置しておくと心房内に血栓ができ、脳塞栓症につながる恐れも。でも、バセドウ病に起因する心房細動であれば甲状腺機能が正常になることで半数以上の人が治ります。

TIPS13 強いストレスが引き起こす「甲状腺クリーゼ」

十分に治療していない甲状腺中毒症の人が何らかの強いストレス（肺炎などの感染症、大けがや手術など）を受けると、甲状腺クリーゼという危険な状態になることがあります。意識障害、高熱、頻脈、黄疸、心不全などの多臓器不全に陥り、緊急対応が必要に。適切な治療が大切！

TIPS14 長くかかっても半数は薬をやめられる！

バセドウ病の薬物療法では、抗甲状腺薬を飲み続けると1～2カ月後に甲状腺ホルモンはほぼ正常に。その後徐々に服用量を減らして2～3年経つと、約半数の人は薬を中止することができ、寛解となります。薬を勝手にやめると、再燃して薬の再開や次の治療への切り替えが必要に。

TIPS15 抗甲状腺薬の副作用は定期受診が大切

抗甲状腺薬にはメルカゾール®とプロパジール®の2種類があります。飲み始めの時期に起こりやすい副作用として、かゆみやじんましん、肝機能障害、無顆粒球症、まれに関節痛など。これらの副作用は、定期的に受診して、医師と相談することでコントロールできるのでご安心を。

TIPS16 バセドウ病と診断された人の日常生活での注意点

喫煙はもちろんですが、ストレスによって悪化・再発することもあるので、なるべくストレスを受けないような生活を。また、心臓にも負担がかかり頻脈や不整脈が起こりやすいため、激しい運動や心拍数が上がることは控えて。治療で甲状腺機能が正常になれば通常の生活が可能です。

TIPS17 食生活を整えることも症状緩和に

バセドウ病では橋本病ほどの食事制限はありません。ただ、昆布などヨード（ヨウ素）を多く含む海藻類は量に気をつけて食べましょう。甲状腺ホルモンが過剰な時期にはビタミン、ミネラルが過剰に消費されるため、バランスよく十分に摂り、3食きちんと食べることも大事です。

TIPS18 バセドウ病の人が妊娠する場合の条件

バセドウ病は月経不順を招くこともありますが、妊娠は可能です。ただし甲状腺ホルモン値が高いまま妊娠すると母子ともに高いリスクが伴うので、しっかり治療してから。胎盤を通して胎児に移行するTRAbは、10 IU/L以下になってからの妊娠が望まれます。

甲状腺雑学☆トリビア ❹

犬に多い甲状腺機能低下症、猫に多い甲状腺機能亢進症

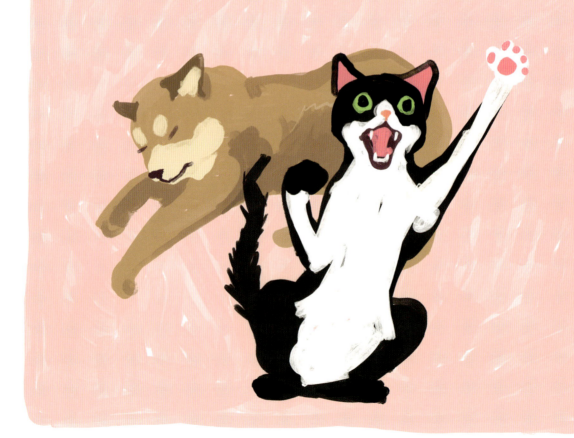

犬も猫も人間と同じように、首に甲状腺があります。そして、ペットにも甲状腺の病気は起こることがあります。特にシニア世代のペットには、甲状腺ホルモンの異常がよく見られるそうです。

なかでも、犬に多いのは甲状腺機能低下症、猫に多いのが甲状腺機能亢進症といわれます。動物の病気に関する調査やエビデンスは少ないので、その理由ははっきりわかっていませんが、特に1980年代以降にこの傾向が高まっていることから、何らかの環境要因が関わっていると考えられています。

人間では女性に多いのですが、ペットでは性差はあまりないとか。症状は、低下症・亢進症ともにやはり人間と同じ傾向にあるようです。

●犬に多い甲状腺機能低下症の症状
元気がない、じっと寝ていることが多くなる、寒がりになる、食欲が減るのに太りやすい、皮膚が乾燥する、皮膚が黒ずむ、皮膚が厚くなる、毛が薄くなる（細く抜けやすい）、便秘しやすくなる…など。

●猫に多い甲状腺機能亢進症の症状
暑がる、落ち着きがなくなる、興奮しやすくなる、攻撃的になる、食欲が増すのに痩せる、イライラしている、飲水量が増える、目がギラギラする、性格が変わる、毛のツヤが悪くなる、呼吸が速くなる、食後に嘔吐しやすくなる、下痢・軟便が多くなる…など。

もし思い当たることがあったら、早めに検査に連れて行くことをおすすめします。

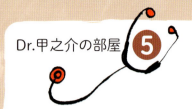

Dr.甲之介の部屋 ❺

超スピーディにわかる！
甲状腺ホルモン値

僕が初めて甲状腺専門病院に勤務したのは、約30年前。
初診の患者さんは午前中の診察のあと、検査のために採血を行います。
病院側は丸ひと晩かけて甲状腺ホルモン値を測定していました。
結果がわかるのは翌朝になりますが、
当時としては画期的な速さだったのです。
遠方から来る患者さんは、前泊すると2泊3日がかりの診察になり、
負担が大きかったことでしょう。
今では、採血から1時間足らずで測定結果が
出るようになりました。
僕のクリニックの患者さんたちは
来院して採血したあと、
近くのカフェでお茶を飲んだり、
買い物などをしてきて
戻って結果を聞くといった具合。
気分が違いますね。

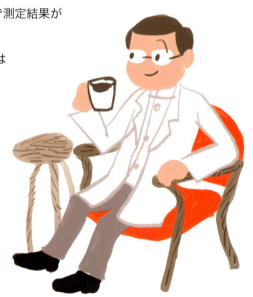

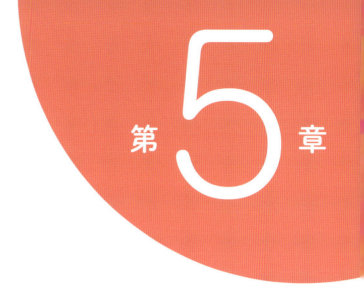

第5章

実例：私の不調の原因が甲状腺とわかるまで

甲状腺にまつわる不調は、
なかなか見つかりにくいものです。
ここで紹介する5人の女性の場合もそうでした。
どのようにして病気とわかり、
どう改善されたのかをレポートします。

症例 ① 赤間晴代さん（仮名／44歳・主婦）

「うつ病」や「更年期障害」の疑いから回り道。
甲状腺の治療で明るい日々が戻ってきた！

若くして結婚した晴代さんは、長男が独立してからというもの、夫婦二人暮らしになりました。専業主婦とはいえ、もともと家事が好きなほうではありませんでしたが、夫と二人になってからは、さらに家のことが億劫に。特に朝が苦手なため、朝食はつくらず、夫は一人で起きて会社に行くようになりました。さらに働き盛りの彼は帰宅時間も遅く、会話が減り、一緒に過ごす時間も少なくなっていったのです。

そうなると家で一人で過ごす時間が長くなります。友人と出かけることもありましたが、次第にそれも断わりがちに。なんだか疲れやすく、人と接するのも気乗りしなくなっていきました。さらに、家でゴロゴロしてばかりいるせいか、体重もじわじわと増えてきてしまいました。20代30代には、何度も食事制限で痩せたことがあるので、同じように試してみるのですが、一向に体重は減らず、むしろ微増するばかり。しまいには、買い物に出る気力さえ湧かず、ネットスーパーを利用するようになりました。

そんな晴代さんを見かねたのは、隣の駅に住む夫の姉です。うつ病ではないかと心配し、晴代さんに付き添って心療内科に行きました。そこではうつ病の初期症状だろうと診断され、抗うつ剤の処方を受けたのでした。ところが、1カ月ほど薬を飲んでみても、症状は何も改善されません。

そんなときテレビで更年期について特集していました。「もしかするとうつ病などではなく、更年期の不調かもしれない」と思った晴代さんは、自らすすんで更年期外来を受診。その血液検査でわかったことは、女性ホルモンはまだ更年期の数値ではないこと。代わりに甲状腺ホルモンの数値が低く、専門医を受診するようにというアドバイスを受けます。

甲状腺疾患専門クリニックでの診断は「橋本病による甲状腺機能低下症」。甲状腺ホルモン薬を3カ月ほど飲み続けると、だるかった体が徐々に軽くなってきました。外に出る機会も増え、太っていた体も締まってきます。さらに身なりにも気を使うようになると、まるで何歳も若返ったかのよう！

あんなに回り道をしたのが嘘のように、今では夫との会話も増え、明るい毎日を送っています。

Dr.甲之介の解説

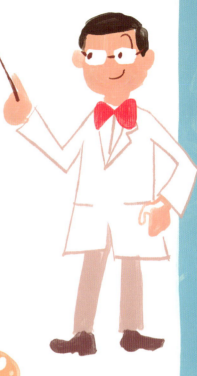

　疲れやすい、だるい、元気がないなどは、うつ病の症状にとても間違われやすいものです。甲状腺の検査をせず、先に心療内科を受診してうつ病の治療をしてしまうと、問題が複雑になることがあります。ましてや晴代さんのように年齢的に45〜55歳頃であれば、ちょうど女性ホルモンが減少する更年期の時期。更年期に見られるうつ症状が出ていると想像するのも無理はありません。甲状腺ホルモンが足りないという原因にたどりつくのに、だいぶ時間がかかってしまいましたね。「甲状腺ホルモンは活力源」ということを忘れないで。

　もし、あなたやまわりの方に元気がなくなったら、ほかの病気とともに、甲状腺ホルモンの異常も疑ってみてください。

DATA

診断：橋本病による甲状腺機能低下症

超音波検査：びまん性甲状腺腫

治療：「チラーヂンS®」内服

通院頻度と経過：初期は1カ月ごと、10カ月後に正常化してからは3〜6カ月に1回、2年10カ月後の現在も通院中

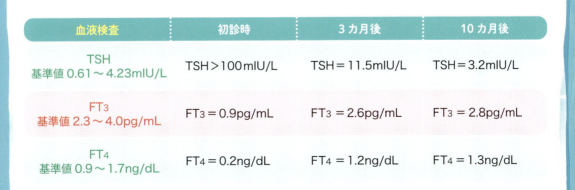

血液検査	初診時	3カ月後	10カ月後
TSH 基準値 0.61〜4.23mIU/L	TSH＞100mIU/L	TSH＝11.5mIU/L	TSH＝3.2mIU/L
FT3 基準値 2.3〜4.0pg/mL	FT3＝0.9pg/mL	FT3＝2.6pg/mL	FT3＝2.8pg/mL
FT4 基準値 0.9〜1.7ng/dL	FT4＝0.2ng/dL	FT4＝1.2ng/dL	FT4＝1.3ng/dL

症例 ❷ 森 阿津子さん（仮名／48歳・パート店員）

風邪が原因だと思っていた喉の腫れや首の痛み。それが甲状腺の病気の症状でした！

体が弱いわけではないのに、年を重ねるごとに風邪を引きやすくなったと感じていた阿津子さん。特に、冬になると決まって風邪かインフルエンザにかかるようになってしまいました。

その冬もご多分にもれず、早々に風邪を引きました。今回の風邪は、どうも喉や扁桃腺の症状で始まったようです。いつもなら市販の風邪薬だけで治ってしまうのですが、「喉の風邪に」というキャッチフレーズの薬を飲んで数日経つのに、一向によくなりません。それどころか、喉が腫れてきているようでした。

高校生の長男と中学生の長女はそろって受験生。さすがに二人に風邪をうつしてはいけないと思った阿津子さんは、近所の内科に行ってみました。ドクターは即、「咽頭が腫れてますね〜。風邪です」と言って、何種類かの薬を出してくれました。

ところが、2週間ほど経ってもまだ体調が思わしくありません。というより、さらに悪化している感じ。寒気がして熱を測ると38℃近く！ もしかしたらインフルエンザかもしれないと思いつつも、ふと首を触ると右側が腫れていて、押すと痛みもあります。

今までにない症状に戸惑ったせいか、動悸まで感じるようになりました。リンパ腺が腫れているのかもしれないと思い、今度は近くの耳鼻咽喉科へ。そこで腫れた部分をドクターが触ったとたん、強い痛みが走り、思わず「痛っ！」と大きな声が出てしまったほどです。

結局、ここでのドクターの見解としては甲状腺に問題があるとのこと。腫れも痛みも甲状腺からきているということで、すぐに甲状腺疾患専門のクリニックを紹介され、その足で受診に向かいました。

検査の結果、診断は「亜急性甲状腺炎」。阿津子さんの処方薬は副腎皮質ステロイドホルモン剤でした。聞いたことはあるものの、今まで服用したことのないこの薬を2日間服用しただけで、熱は下がり、首の痛みも消えてしまったのには驚き！ このとき、甲状腺ホルモンの数値はとても高かったのですが、通院するうち、1カ月後には正常に。

薬を徐々に減らしていきながら、2カ月後にはホルモン値が逆に低下するという、亜急性甲状腺炎ならではの経過を経て、3カ月後にようやく回復したのでした。

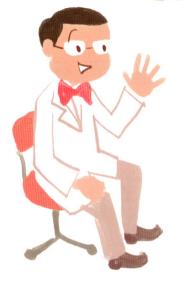

Dr.甲之介の解説

　亜急性甲状腺炎は、風邪がなかなか治らず甲状腺の痛みと腫れが出て気づかれることが多いものです。甲状腺のある位置を自分で確認し、日頃から触ってチェックしておくと（P.42）、いざ甲状腺に異常が出たときに気づきやすく、甲状腺疾患専門クリニックを直接受診することができますね。

　亜急性甲状腺炎は、ウイルス感染が原因とされています。いわば、甲状腺が風邪を引いたようなもの。ウイルス感染ですから抗生物質は無効で、基本的には自然に治癒していきます。

　ただ、阿津子さんのように激しい痛みを伴う甲状腺の炎症に対しては、副腎皮質ステロイドホルモン剤を2～3カ月使っての治療がよく行われ、効果を発揮します。

DATA

診断：亜急性甲状腺炎

超音波検査：甲状腺右葉に、痛みに一致した部位の腫大

治療：「副腎皮質ステロイドホルモン剤」を服用し、徐々に減らす

通院頻度と経過：2週間後、1カ月後、2カ月後、3カ月後、5カ月後と通院。11カ月後で終了

血液検査	初診時	2カ月後	3カ月後
TSH 基準値 0.61～4.23mIU/L	TSH = 0.001mIU/L	TSH = 10.2mIU/L	TSH = 3.9mIU/L
FT3 基準値 2.3～4.0pg/mL	FT3 = 7.0pg/mL	FT3 = 1.2pg/mL	FT3 = 2.6pg/mL
FT4 基準値 0.9～1.7ng/dL	FT4 = 2.9ng/dL	FT4 = 0.5ng/dL	FT4 = 1.1ng/dL

症例 ③ 岩倉三千代さん（仮名／46歳・会社員）

ダイエットしても痩せない、コレステロール値が高い。その原因がまさか甲状腺だったなんて！

身 長153cmと小柄な三千代さんですが、ここ数年めっきり体重が増えて65kgに！ 肥満指数を表す「BMI」は27.8で、もうしっかり肥満の域。会社の健康診断で前年から肥満を指摘されていましたが、その年はそれに加えて脂質異常症（高コレステロール血症）と診断され、生活習慣を改善するように言われてしまったのです。

三千代さんは健康と体型キープのために、スポーツクラブに週1回は通っていました。通勤は、自宅から駅までバスに乗るところを、天気がよければ20分歩いたりしています。同僚や友人との飲み会に行くこともたまにあるけれど、基本的には夫との「うちメシ」が好き。野菜をもりもり食べるヘルシーな食事が多く、だから太ることや脂質異常症とは無縁だと思っていました。

それでも、生真面目な三千代さんは、生活習慣を改善すべく頑張ります。スポーツクラブは週3回に増やして、筋トレと有酸素運動の両方を。職場でも自宅マンションでも、エレベーターに乗らずに階段を使うようにしたり。さらには、女子会の集まりも減らし、昼もなるべく外食はせず、カロリーや糖

質を気にした手作りのお弁当にチェンジしました。

そんな生活を1年続けた三千代さんでしたが、頑張った通りに体重が減ってくれません。目標はマイナス5kgでしたが、3kg減るとそこからは停滞したまま。そして、次の健康診断でも、やはり脂質異常症の検査数値は改善されていなかったのです。

こんなに努力してもその結果だったことに何かおかしいと感じ、自ら近くの内科を受診した三千代さん。すると親身になってくれたドクターにより、生活習慣病ではなくほかに原因のある「二次性高コレステロール血症」が疑われました。

最 も可能性のある甲状腺の検査を行ったところ、甲状腺機能低下が認められたのです。ただ、三千代さんの場合、甲状腺ホルモン値は正常範囲で、甲状腺刺激ホルモン値が高くなっているため、「潜在性甲状腺機能低下症」という診断となりました。

コレステロール値を下げる薬ではなく、甲状腺ホルモンを補充すると3カ月後には検査値が徐々に改善。運動の効果もしっかり表れるようになりました。

Dr.甲之介の解説

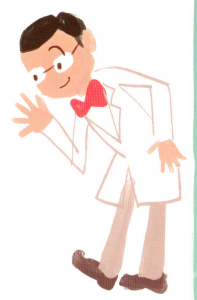

　甲状腺ホルモンが低下しかかると脳の下垂体から甲状腺刺激ホルモン（TSH：P.34）の分泌が増え、甲状腺機能低下症を防止してくれます。つまり、甲状腺刺激ホルモン値が高くなり甲状腺ホルモン値を正常範囲内に保っている状態が、三千代さんの「潜在性甲状腺機能低下症」です。

　甲状腺刺激ホルモン値の上昇は、甲状腺ホルモンのわずかな低下を鋭敏に反映した結果。この小さな変化に気づき、甲状腺ホルモン補充療法が行われると、肝臓でのコレステロール代謝がよくなり、生活習慣の改善とは関係なく高コレステロール血症が治ります。

　甲状腺の治療により高コレステロール血症が治ることで、甲状腺に原因のある「二次性高コレステロール血症」であることが証明されるのです。

DATA

診断：潜在性甲状腺機能低下症

超音波検査：甲状腺両葉の腫大、低エコー

治療：「チラーヂンS®」内服

通院頻度と経過：2回目以後1、2、3、6カ月ごとに間隔をあけ、計3年間で現在も通院中

血液検査	初診時	1カ月後	3カ月後
TSH 基準値 0.61〜4.23mIU/L	TSH = 10.5mIU/L	TSH = 6.3mIU/L	TSH = 3.2mIU/L
FT3 基準値 2.3〜4.0pg/mL	FT3 = 2.4pg/mL	FT3 = 2.5pg/mL	FT3 = 2.7 pg/mL
FT4 基準値 0.9〜1.7ng/dL	FT4 = 1.1ng/dL	FT4 = 1.3ng/dL	FT4 = 1.5ng/dL
総コレステロール 基準値 150〜219mg/dL	258mg/dL	246mg/dL	201mg/dL

症例 ④ 厚木あさ美さん（仮名／58歳・学校職員）

よかれと思った食生活から不調が起こることも！
海藻類の食べすぎで甲状腺のトラブルに

東北地方に住むあさ美さんは、栄養に気を使い、日常の食事を大切にしてきたおかげで家族はみんな健康、大きな病気もせずに過ごせています。

あさ美さんには、結婚して北海道に住む次女がいます。さすがに昆布の産地だけあり、おいしい昆布を欠かさず送ってくれるようになりました。

昔から海藻は健康によい食品だと教えられ、たくさん食べてきました。昆布、わかめ、ひじき、のり、もずく…ほぼ毎日食卓に上ります。そこへ次女から送られるおいしい昆布も加わったのでした。

期せずして、テレビの健康番組で「昆布水」というものが健康にとてもよいと知りました。昆布水とは、細かく刻んだ昆布に水を注いで冷蔵庫で冷やしたもののこと。夜につくって翌朝飲めば、コレステロール値を下げて動脈硬化や心筋梗塞などに予防効果がある、ダイエットにはもちろん美肌効果もある、というのですから飲まない手はありません。残った昆布はもちろん、調理して使います。

そして次女が北海道に行ってから1年もした頃。なんだか体がだるく、疲れやすく「さすがに年なのかな」と感じていました。活動量が減ったせいか、太ってきたのも気になります。ダイエットにも昆布だと言わんばかりに、次女からはさまざまな種類の昆布が送られてきます。

それでも続く疲れやすさ。そろそろ更年期も過ぎた頃なので、その症状とは違うようです。あるとき、職場の同僚に「甲状腺に異常のある橋本病じゃないの？」と言われました。あさ美さんの症状が、橋本病と診断された友人の症状に似ているというのです。

友人が通っている専門クリニックを教えてもらい、さっそく受診。結果は確かに甲状腺ホルモンが低下してはいるものの、橋本病を疑うような甲状腺の自己抗体はなく、甲状腺腫もないとのこと。

不思議に思ったドクターは食生活なども根掘り葉掘り聞いてきます。そして昆布水の話をしたとき、ドクターが急に「原因はそれだ！」と言いました。なんと、昆布のヨード（ヨウ素）の過剰摂取が甲状腺機能低下を招いたというのです。

その後、昆布水をやめ、海藻も控えめにしたところ、甲状腺ホルモンの数値は1カ月ほどで正常に。2カ月後には体調もすっかりよくなりました！

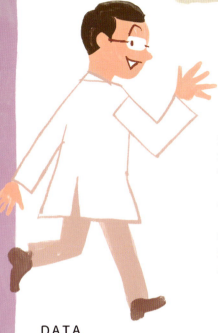

Dr.甲之介の解説

　生命維持に必要な甲状腺ホルモンの構成成分であるヨードは、私たちにとって不可欠なもの。しかも、他の臓器で使われることはなく、甲状腺に集まります。そのヨードを摂りすぎると甲状腺ホルモンをつくる細胞に過剰に取り込まれてしまい、甲状腺ホルモンの分泌も過剰に。それを防ぐため、ホルモン産生を抑える作用（ウォルフ-チャイコフ効果）が出現します。さらに健康な人は抑制する作用が解除され（エスケープ現象）、元に戻ります。

　しかし、過剰にヨードを摂り続けるとエスケープ現象が起きず、甲状腺ホルモンが低下したままになります。あさ美さんは毎日昆布を食べすぎていたので、甲状腺機能低下症に陥ったというわけです。

DATA

診断：ヨードの過剰摂取による一時的な甲状腺ホルモン低下症

超音波検査：正常

治療：ヨードの過剰摂取を控えた

通院頻度と経過：1カ月後正常化、2カ月後には安定化したため終了

血液検査	初診時	1カ月後	2カ月後
TSH 基準値 0.61〜4.23mIU/L	TSH = 15.8mIU/L	TSH = 4.8mIU/L	TSH = 3.9mIU/L
FT3 基準値 2.3〜4.0pg/mL	FT3 = 1.9pg/mL	FT3 = 2.9pg/mL	FT3 = 3.0pg/mL
FT4 基準値 0.9〜1.7ng/dL	FT4 = 0.7ng/dL	FT4 = 1.1ng/dL	FT4 = 1.3ng/dL

症例 ⑤ 桑原真依子さん（仮名／50歳・販売員）

間違ったダイエットで甲状腺ホルモンが低下!?
最近増えている「低T₃症候群」

1 年前には体重70kg超え、体脂肪率40％の超肥満体型だった真依子さん。SNSで得た知識をもとに、糖質制限ダイエットを始めると、半年でスルスルと10kgもの減量に成功しました。

「糖質」とは甘いものだけを指すのではなく、炭水化物から食物繊維を除いたもののこと。主食の穀類や、いも類、果物、菓子など、糖質の高い食品を省くのがこのダイエットです。最近では低糖質の食品がどんどん増え、コンビニスイーツでもパンでもラーメンでも、超低糖質な便利な食品があるため、空腹を我慢しなくてもいいというのが魅力です。真依子さんはこれまでになく、とても楽にダイエットができると感じていました。

勢いに乗って「あと10kg落としたい！」と思い、さらにしっかり糖質をカットし始めます。糖質制限系のダイエット本などを読むと「カロリー制限ダイエットは忘れなさい」とか「脂質は摂ってよい」とか「タンパク質はたくさん摂ること」などと書いてあります。でも、若いときにカロリー制限ダイエットが普通だった真依子さんには、カロリー神話を忘れることは容易でなく、どうしてもカロリーのある食材は避けてしまっていました。そのほうがすっと体重も減るのだから仕方がありません。

そうしてさらに5kg減った頃、真依子さんは、異常な倦怠感や気力のなさ、そして今までになかった手足の冷えに気がついたのです。

更年期の症状なのかもしれないと思い、長年通っているかかりつけのレディースクリニックを受診したとき、このことを相談してみました。すると、血液検査で甲状腺ホルモン値に異常のあることがわかったのです。

た だし、甲状腺ホルモンで低下しているのはFT₃のみ。超音波検査でも甲状腺自体に問題はありません。これまでのダイエットの経過も受診のたびに話していたため、ドクターにはピンと来た様子。「これは最近増えている、間違った糖質制限で起こる症状。エネルギー不足による『低T₃症候群』ですよ」と言い切りました。そう、糖質だけでなく、脂質やタンパク質も制限してしまった結果として陥った体のエネルギー不足に反応して、甲状腺はホルモン分泌を抑えてくれたのです。これには薬物治療は不要。食事の改善であっという間に正常に戻りました。

Dr.甲之介の解説

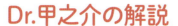

低T3症候群（low T3 syndrome：P.103）は、TSHとFT4は正常なのに、FT3だけが少ないという状態で、これは甲状腺の病気ではありません。体が飢餓状態を感じたとき、代謝機能を弱めるように反応する体の保護機能。拒食症の人などに見られるのですが、一時的にFT3が低いだけで、本当の甲状腺機能低下症とは違います。

エネルギーとなる糖質を減らした分、代わりに脂質とタンパク質をたくさん摂らなければならないところ、真依子さんのように摂らないでいるとエネルギー不足（飢餓状態）に陥るためです。

そこで食事を改善するとFT3の数値も正常になり、症状もすぐになくなります。

ちなみに、症状は甲状腺機能低下症とほぼ同じですが、症状が出ない人もいるため、糖質制限による低T3症候群はかなり多いのではないかと想像できます。

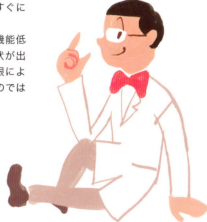

DATA

診断：エネルギー不足による低T3症候群

超音波検査：正常

治療：タンパク質や脂質も十分に摂るよう食事の改善

通院頻度と経過：1カ月後正常化

血液検査	初診時	1カ月後	6カ月後
TSH 基準値 0.61〜4.23mIU/L	TSH = 3.5mIU/L	TSH = 3.4mIU/L	TSH = 3.3mIU/L
FT3 基準値 2.3〜4.0pg/mL	FT3 = 1.8pg/mL	FT3 = 2.5pg/mL	FT3 = 2.6pg/mL
FT4 基準値 0.9〜1.7ng/dL	FT4 = 1.3ng/dL	FT4 = 1.4ng/dL	FT4 = 1.5ng/dL

甲状腺雑学☆トリビア ❺

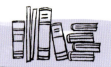

カエルになれない！
甲状腺を取られたオタマジャクシ

　オタマジャクシがカエルになるには、甲状腺ホルモンの助けが必要だと知っていますか？　両生類の変態（成長につれ、別の生き物のように体の形や構造、機能まで大きく変わること）に関する研究の歴史は意外に古く、100年以上前から報告されていました。

　ヒトの甲状腺は首にありますが、オタマジャクシは頭と胴体の間に甲状腺があり、変態期になると甲状腺ホルモンがたくさん分泌され、シッポが自然に縮んで足が生え、大人のカエルの姿に変わります。

　つまり、オタマジャクシから甲状腺を取り除くとカエルになれないのです。逆に、オタマジャクシが飼育されている水に甲状腺ホルモンを加えてみると、本来ならまだ変態するには早い幼いオタマジャクシでも変態を始め、カエルになります。

　1963年の報告では、オタマジャクシ

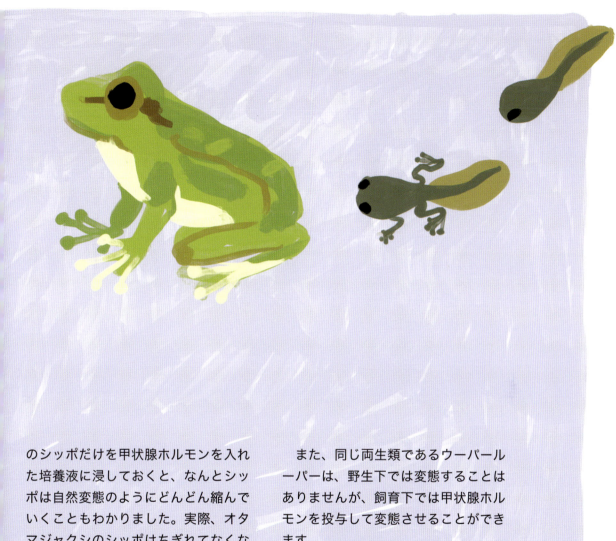

のシッポだけを甲状腺ホルモンを入れた培養液に浸しておくと、なんとシッポは自然変態のようにどんどん縮んでいくこともわかりました。実際、オタマジャクシのシッポはちぎれてなくなるのではなく、1週間ほどかけて徐々に短くなっていきます。

 この培養実験によって、甲状腺から分泌される甲状腺ホルモンが変態を直接誘導しているということが証明されたことになります。

 また、同じ両生類であるウーパールーパーは、野生下では変態することはありませんが、飼育下では甲状腺ホルモンを投与して変態させることができます。
 「世界淡水魚園水族館 アクア・トトぎふ」では、変態させてエラがなくなり、シッポがほっそりしたウーパールーパーを企画展示していたことがありました。もちろん健康状態に問題はなく、元気に生きていたそうです。

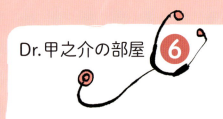

Dr.甲之介の部屋 ❻

5月25日は「世界甲状腺デー」

2008年、欧州甲状腺学会によって制定された「世界甲状腺デー」。
甲状腺疾患の意識向上や予防・治療の普及に努めることなどを
目的としています。
それを受けて、僕が所属する日本甲状腺学会も、2018年から
甲状腺疾患の予防と教育の必要性を強調し、検査推進の啓発運動を展開。
シンボルマークとして、「バタフライリボン」というロゴマークを作成、
「バタフライリボンバッチ」も配られています。
「世界甲状腺デー」の前後には、
甲状腺に関するイベントが各地で開催されるようになりました。
ぜひ参加してみてくださいね。

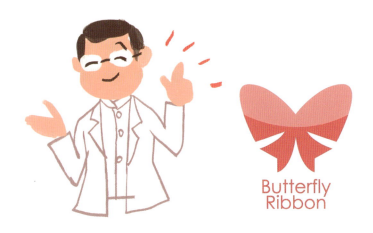

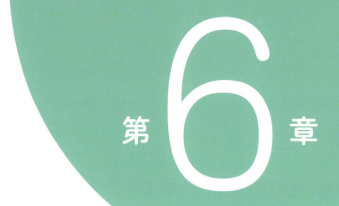

第6章

新常識！
甲状腺にやさしい食生活

甲状腺ホルモンは、食べ物から摂る
ヨード（ヨウ素）を材料につくられるため、
甲状腺と食事には密接な関係があります。
理想の食生活について、甲状腺の栄養学に詳しい
管理栄養士のAcco MUKAWAさんに教えていただきました。

Acco MUKAWA（アッコ ムカワ）

管理栄養士（日本）、健康指導学修士（フランス国立リュミエール・リヨン第2大学大学院）。アポワンティ・フードディレクター。専門は甲状腺の栄養指導と予防栄養学。最新の健康科学と複合栄養学に基づき、スタイリッシュな現代食と健康を両立させる食の提案やメニューを開発。特に内分泌疾患に関する食事療法を総合的な臨床栄養学の立場から提唱し、甲状腺疾患の栄養指導に定評。メールによる個人の栄養指導も実施中。著書多数。

アポワンティ HP
https://www.apointy.net/

甲状腺と栄養の情報サイト
https://www.hashimotosdiseasediet.com/

Acco MUKAWA インスタグラム
https://www.instagram.com/accomkw_thyroid/

甲状腺ホルモンの材料は食べ物から摂る「ヨード(ヨウ素)」

何はなくても、体内で甲状腺ホルモンをつくる材料がなくては始まりません。材料はもちろんヨードです。あなたはヨードについてどれくらい知っていますか?

そもそも「ヨード」とは?

ヨードは、人間の体にとって必要な微量ミネラルのひとつ。体内で甲状腺ホルモンをつくる材料にもなる必須ミネラルです。元素名や栄養素名としては、「ヨウ素」と表記されることもあります。

ヨードは栄養素としての側面だけでなく、私たちの生活に深く関わっています。例えば、昭和の時代の傷口消毒剤「ヨードチンキ」や「赤チン」は、ヨードの殺菌作用を利用したもの。うがい薬にも使用されています。その他、医療を中心に、工業、農業など幅広い分野で活用され、研究が進行中です。

海に囲まれた日本にとってヨードは海底に眠る地下資源で、世界第2位の産出量を誇ります。

同時に、海藻を好んで食べる日本は世界でもまれなヨード摂取量が多い国。海のミネラルとも呼ばれるヨードは、昆布に特に多く含まれています。甲状腺ホルモンをつくるのに必要不可欠で健康によいとされるヨードですが、実は体に必要な量はごくわずか。むしろ、過剰摂取による甲状腺トラブルのほうが懸念されていることを覚えておきましょう。

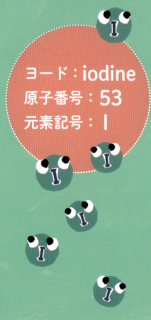

ヨード:iodine
原子番号:53
元素記号:I

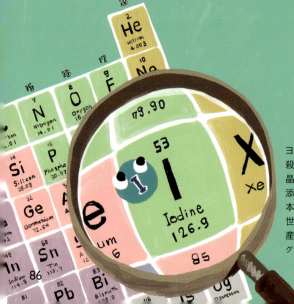

ヨードの用途は、レントゲン造影剤、殺菌・防カビ剤、工業用触媒、液晶用偏光フィルム、医薬品、飼料添加物…と、多岐にわたります。日本のヨード産出量は、チリに次いで世界第2位。チリと合わせて世界の産出量の約9割を占めています。
グラフ:K&Oエナジーグループ調べ

ヨードの用途
- レントゲン造影剤 22%
- 殺菌・防カビ剤 12%
- 工業用触媒 11%
- 液晶関連 11%
- 医薬品 10%
- 飼料添加物 7%
- 安定剤 5%
- 添加塩 4%
- 除草剤 3%
- その他 15%

摂りすぎも摂らなすぎもNG！

ヨードは甲状腺ホルモンの材料なので、たくさん摂ったほうがよいと考えがち。
でも、過ぎたるは及ばざるがごとし。習慣的に少しずつ摂れていれば問題ありません。

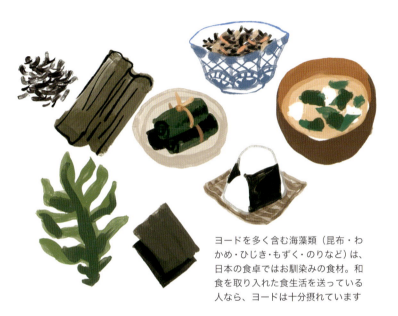

ヨードを多く含む海藻類（昆布・わかめ・ひじき・もずく・のりなど）は、日本の食卓ではお馴染みの食材。和食を取り入れた食生活を送っている人なら、ヨードは十分摂れています

海藻、特に昆布を好んで食べる日本人はほぼ不足しない！

　日本の土壌には多量のヨードが含まれ（もとは海底だったため）、農作物からもヨードが摂れます。さらに日本人は日常的に海藻類をよく食べるので、健康な人がヨード不足になることはないといわれます。むしろ食べすぎて、ヨード過多で甲状腺ホルモンが一時的に低下しすぎることもあります（P.88）。どちらかといえば、毎日たくさん昆布を食べ続けるなどの、ヨードの摂りすぎに気をつけたいものです。

諸外国ではヨード欠乏が深刻な問題に

　日本や韓国では海藻をたくさん食べますが、そのような習慣がなく土壌中のヨードも少ない地域では、ヨードが十分摂取できないため、ヨード欠乏による健康障害や発達障害などが問題視されていました。

　しかし、WHO（世界保健機関）の指摘を受け、ユニセフなどがヨードの摂取量増加を支援したおかげで「ヨード添加塩（ヨウ素化塩）」の販売を法制化した国が増え、現在、世界の多くの国で使用されています。ただ最近は海藻食の流行により、欧米でもヨード過剰例が増えています。

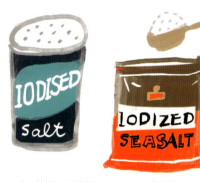

欧米諸国では普通にスーパーで売られているヨード入りの食塩「Iodized Salt」。日本では、ヨード添加は認められていません。そのため2021年には、輸入した塩蔵茎わさびにヨード添加塩が使われていたとして、それを使って製品化していたメーカー多数が商品を自主回収する事件も

どれくらい食べたらいい？
ヨード（ヨウ素）の適切な量を知る

厚生労働省の「日本人の食事摂取基準」では、日本人のヨード過剰摂取を指摘する記述が目立ちます。甲状腺を健康に保つために、ヨードの適切な摂取量を知っておきましょう。

1日に摂る量の目安

厚生労働省「日本人の食事摂取基準（2020年版）」より
（18歳以上の男女の場合）

推定平均必要量	95μg（0.095mg）
推奨量	130μg（0.13mg）
耐容上限量	3000μg（3mg）

※推定平均必要量：50％の人が必要量を満たすと推定される摂取量
※推奨量：推定平均必要量に基づき、97.5％の人が必要量を満たす摂取量
※耐容上限量：健康障害のリスクがないとみなされる習慣的な摂取量の上限
※妊娠中・授乳中の人は目安が異なります

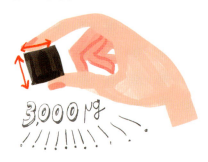

1日の「耐容上限量」は、わずかこの程度！

昆布に含まれるヨードは想像以上に多く、小さな乾燥昆布1枚で、1日の「耐容上限量」に達してしまいます。基準となる「推奨量」なら、さらに少ない量！

過剰に摂るとなぜいけないの？

ヨードを摂りすぎた場合、甲状腺ホルモンの合成を減らすようヨードの取り込みが抑えられ、逆に甲状腺機能低下症になります（ウォルフ-チャイコフ効果）。健康な人は48時間ほどで適応し、元の正常な状態に戻ります（エスケープ現象）。ただし、橋本病など甲状腺に異常がある人はエスケープ現象が起こらず、甲状腺機能低下症のままになってしまうこともあります。

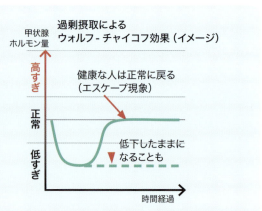

ウォルフ-チャイコフ効果（Wolff-Chaikoff effect）：
ヨードを摂りすぎると、甲状腺機能が低下する現象

昆布食品＆料理の ヨード量をチェック！

ヨード含有量が多いのは海藻類ですが、中でも昆布のヨード量は群を抜いています。昆布が大好きという人は、食品のだいたいのヨード量を覚えておくと摂りすぎ予防に役立ちます。

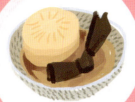
おでんの結び昆布
（1個10g：107μg）

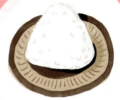
昆布佃煮おにぎり
（1個分の昆布5g：550μg）

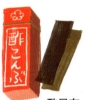
酢昆布
（1箱15g：1650μg）

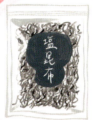
塩昆布
（1食分3g：297μg）

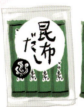
顆粒昆布だし
（1食分1g：130μg）

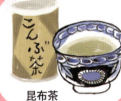
昆布茶
（1杯分2g：520μg）

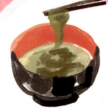
とろろ昆布
（1食分1g：1950μg）

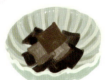
昆布の佃煮
（1食分5g：550μg）

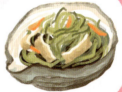
切り昆布（乾燥）の煮物
（1食分の昆布10g：23000μg）

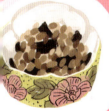
真昆布（乾燥）入りの煮豆
（1食分の昆布1.5g：3000μg）

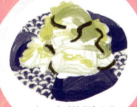
真昆布（乾燥）入りの漬け物
（1食分の昆布1.5g：3000μg）

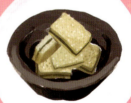
子持ち昆布
（1食分30g：12000μg）

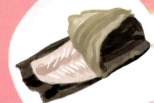
昆布締めの魚
（1食分：500〜20000μg）

※昆布の使用量は平均的な量です。昆布に含まれるヨード量は「日本食品標準成分表（八訂）増補2023年」（文部科学省）、および複数の実験結果をもとに算出しましたが、個体差が大きいため、あくまで目安としてください

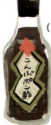
昆布ポン酢
（1食分15cc：450μg）

おしゃぶり昆布
（1袋10g：20000μg）

●製法により、ヨード量が少なめのものもあります

ヨード（ヨウ素）を多く含む食品リスト
計算してみよう！1日の摂取量

「食品表示法」では、ヨードの栄養成分表示が
義務づけられていないため、何にどの程度含まれているのかが
わかりにくいものです。多く含む食品だけでもチェックを。
表の中の❗は、「ヨード過多になりやすいので特に注意」のマークです。

1日の目安

推奨量
130μg

耐容上限量
3000μg

※1食あたりのヨード含有量が多い食品を選んでいます。100gあたりの含有量は「日本食品標準成分表（八訂）増補2023年」（文部科学省）より
※1食あたりの含有量は四捨五入した数値です。＊の食品に関しては、メーカーのWEBサイトを参考に算出しました

食品名	1食あたりの平均量	1食あたりの含有量（μg）	100gあたりの含有量（μg）
刻み昆布	10 g	23000 ❗	230000
昆布だし（煮出し）	100 cc（1/2カップ） 3％の真昆布	11000 ❗	11000
昆布だし（水出し）	100 cc（1/2カップ） でとっただし	5300 ❗	5300
松前漬け（醤油漬け）	30 g（液体を除く）	3000 ❗	10000
真昆布（乾燥）	1.5 g（2cm角）	3000 ❗	200000
かつお・昆布だし	100 cc（1/2カップ）	2900 ❗	2900
干しひじき（乾燥）	5 g	2250	45000
とろろ昆布＊	1 g	1950	195000
お好み焼きミックス粉	50 g	700	1400
ヨード卵＊	50 g（1個）	650	1300
昆布の佃煮	5 g	550	11000
厚焼き玉子	100 g（2切れ）	540	540
みたらしのたれ（昆布だし入り）	20 g（みたらし団子1本分）	540	2700
昆布茶	2 g（小さじ1/2）	520	26000
ひじきの炒め煮	60 g（小鉢1杯）	450	750
カップうどん（乾燥、油揚げ付き）	100 g（1個）	430	430
ところてん	150 g（1パック）	360	240
真ダラ（生）	80 g（1切れ）	280	350
締めサバ	60 g（5切れ）	258	430
お茶漬けの素/サケ（乾燥）	6 g（1袋）	222	3700

意外なところに ヨードが隠れている!

近年、昆布エキスが含まれる調味料（だし入り味噌・しょうゆ、ポン酢、めんつゆ、和風ドレッシングなど）が多いもの。「添加物不使用」という表示の商品にも昆布が含まれていることもあります。また、うがい薬やヨードコート軟膏の使用は慎重に。マルチビタミン、ミネラルサプリメントなどにも含まれていることがあります。

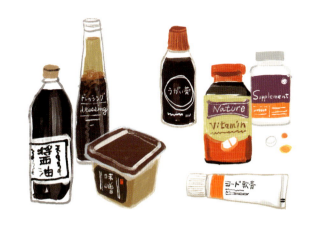

食品名	1食あたりの平均量	1食あたりの含有量(μg)	100gあたりの含有量(μg)
わかめ(生)	10g	160	1600
めかぶわかめ(生)	35g (1パック)	137	390
顆粒昆布だし*	1g (1人前使用量)	130	13000
カットわかめ(乾燥)	1g (小さじ1)	100	10000
ポテトチップス	28g (小袋)	73	260
わかめとねぎの味噌あえ	60g (小鉢1杯)	72	120
だししょうゆ	9g (大さじ1/2)	68	750
ウナギ(かば焼き)	80g (長焼き1/2切れ)	62	77
カキフライ	90g (3個)	45	50
沖縄もずく(塩蔵/塩抜き)	30g	42	140
焼きのり	2g (1/8タイプ5枚)	42	2100
牛乳	200cc (小1パック)	33	16
ショルダーベーコン	20g (1枚)	26	130
焼きおにぎり	100g (小2個)	25	25
シュークリーム	80g (1個)	21	26
がんもどき	60g (小2個)	19	32
真アジ(皮付き/焼き)	70g (1尾、可食部)	19	27
ラクトアイス	100g (小1パック)	19	19
鶏卵	50g (1個)	17	33
青のり(乾燥)	0.4g (小さじ1)	11	2700

リスクのないヨード（ヨウ素）の摂取量を頭に入れておく！

甲状腺にトラブルがあってもなくても、ヨード摂取の耐容上限量（P.88）を超えないように日々の食卓で管理しましょう。桁違いにヨードの多い昆布はもちろん、そのほかの食品にも要注意！

甲状腺ホルモンに問題がない人の場合

昆布の摂取量は1週間単位で考える：
1週間のヨード摂取量を約20000μg（20mg）以内に

　ちょっと口にするだけで1日の摂取量上限を超えてしまいがちな昆布ですが、毎回神経質に制限していては食事のおいしさも半減。でも、厚生労働省「日本人の食事摂取基準（2020年版）」によると、健康な人の場合、昆布を用いた献立では「1週間あたりのヨード摂取量が約20000μg（20mg）程度まで」が望ましいとのこと。それを参考に、昆布だしを基本にした1週間の食べ方の例を考えてみました。

昆布だしの望ましい量 ❶

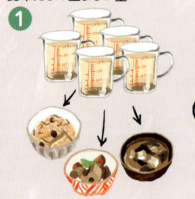

昆布だし（水出し）を毎日使う場合

1週間に5カップまで使えます
（ほかに海藻類を食べるとヨード過多）

昆布10gに対して水1Lでつくっただし（5カップ）を用意。ヨードは約20000μg（20mg）。1週間分です。味噌汁はもちろん煮物や炊き込みご飯などもこの中から。ほかにヨードの多い食品はNG。

or

昆布だしの望ましい量 ❷

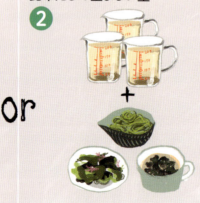

昆布だしのほかに海藻類を食べる場合

1週間に3カップだけ使います
（昆布以外の海藻を3回まで食べてOK）

昆布だしが少なめでもよい場合は、3カップ（600cc）を1週間で分けながら使い、残ったものは冷凍庫へ。ほかにわかめやひじき、もずくなど、昆布以外の海藻類を使った料理は週に3回まで。

魚介類は1日1回が目安
（ただし、いろいろなものを）

魚介類は毎日食べたいもののひとつです。魚の種類によりますが、全体的にはヨード含有量もそれほど多くありません。昆布の摂取量を控えれば、魚も1日1回は食べることができます。P.90〜91の表を目安に工夫しましょう。

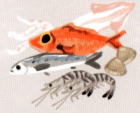

●昆布の種類や個体によってヨードの量が大きく異なります。また、煮出した昆布だしの場合はヨード量が多くなるので、左記のだしの半量を目安に取り入れましょう。水出しの昆布だしについての詳しい説明は、https://the-thyroid.jp/の「甲状腺ノート」欄をご覧ください

甲状腺ホルモンに問題がある人の場合

気をつけたいポイントは？

甲状腺にトラブルがある（可能性がある）人は、食事摂取基準の耐容上限量より低い摂取量でも甲状腺に問題が起こることが報告されています。より慎重にヨード摂取量に気を配りましょう。1日の摂取量は推奨量である130μg、多くても200μgを目安に。

point 1
とりあえず昆布だしは避けるのが安心

昆布だしは避けるのが無難です。かつお節など魚のだしがあれば、昆布よりヨードが少ないので使ってもOKです。医療機関で「ヨード制限」を指示されている人は、それに従って計算を。

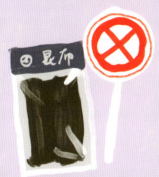

point 2
海藻はできるだけ「見える形」でとる

昆布はもちろん、海藻はヨード含有量が心配なので、できるだけ「見える形」で食べましょう。ヨード量が不明な市販のだしや調味料は控え、何をどれくらい食べたか確認できるのが理想。

point 3
おでん昆布を食べたい場合は、だしをかつお節＋椎茸にする

シーズンに1回くらいはおでんの昆布を食べたいこともあるでしょう。そんなときは、前後の日に極力ヨードの摂取を避けます。おでんのだしは昆布ではなくかつおだしを使用して。

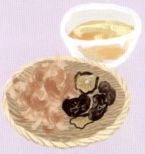

point 4
ヨード卵やレバーを頻繁に食べない

ヨード強化卵にはとても多くのヨードが含まれています。また、意外にも多く含まれているのが内臓肉（いわゆるホルモンやモツ）です。レバー、ハツ、その他の内臓類を食べるのは、月に1～2回までを目安に。

point 5
調味料やドレッシングなどは原材料をチェックする習慣を

市販の調味料を使うときには、原材料に昆布が使用されていないかを確認しましょう。商品裏の原材料表示を必ず見るようにします。まずは今、家にあるものをチェックしてみては？

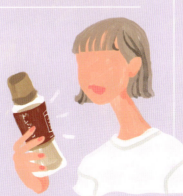
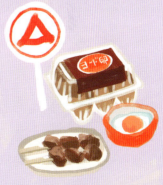

甲状腺の働きを妨げる!?
大豆とアブラナ科の野菜のこと

甲状腺トラブルを起こす可能性があるとして、最近、注意喚起されることの多くなった食品があります。それが「ゴイトロゲン」という成分を含む食べ物。何がどう影響を与えるのでしょう？

What's Goitrogen?

「ゴイトロゲン」とは？
ヨード（ヨウ素）の取り込みを阻害する成分のこと

ゴイトロゲンとは、甲状腺へのヨードの取り込みを阻害する物質の総称です。アブラナ科の野菜などに含まれるチオシアネート、豆類に含まれるイソフラボンなどがそれに当たります。過剰に摂取するとヨード不足になり、甲状腺ホルモンをつくることができずに甲状腺機能が低下したり甲状腺腫を起こすこともあります。

通常の食事で摂取する分には問題はないとされますが、甲状腺機能に不安のある人がゴイトロゲンを多く含む食品を長期にわたって食べ続けたり、甲状腺に問題のない人でも大豆製品ばかり食べ続けることは避けたいものです。

ゴイトロゲンの影響を受けやすい人

- 甲状腺ホルモン薬を飲んでいる人
- 甲状腺機能低下を疑われたことがある人
- 海藻や魚介類を食べる習慣がない人

摂りすぎ注意な食品 ❶
アブラナ科の野菜

キャベツ、ブロッコリー、カリフラワー、ケール、小松菜、チンゲン菜、白菜、かぶ、菜の花、水菜、ルッコラ、クレソン、わさびなど、多くのアブラナ科の野菜に含まれています。特に含有量が多いのは芽キャベツ（白菜の約4倍）、ケール（白菜の約8倍）など！ アブラナ科の野菜ばかり山盛り食べることは避けて。生よりはゆでたり蒸すなど火を通して食べたほうが安心です。

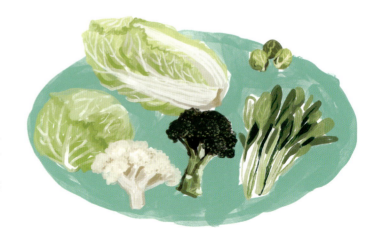

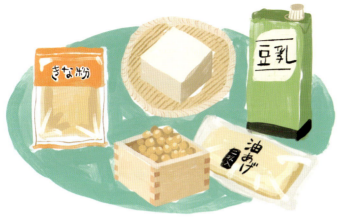

摂りすぎ注意な食品 ❷
大豆・大豆製品

一般的に大豆はとても健康によい食品といわれますが、ゴイトロゲンの代表的な食品でもあります。菜食主義の人にとっては貴重なタンパク質源ですが、多食は甲状腺トラブルリスクが大きいといえます。同じ大豆でも枝豆は含有量少なめ、納豆など発酵大豆に関しては研究がまだ進んでいないようです。

摂りすぎ注意な食品 ❸
ゴイトロゲンを多く含む意外な食品

もともとゴイトロゲンを含む食品は、植物性食品の摂取量が極端に多く、しかもヨードが欠乏しやすい地域で、古典的な甲状腺機能低下症の原因とされていました。コンゴのキャッサバ、インドのたけのこなどがそれにあたります。キャッサバからつくられるタピオカや、さつまいも、ナッツ類、とうもろこしなどにも多く含まれるので、過剰に食べることは避けましょう。

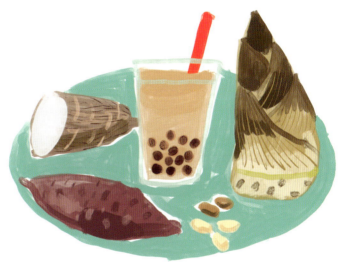

健康に気を使う人、更年期対策やダイエットをしている人こそ要注意！

更年期の女性に人気のサプリ成分「エクオール」は大豆イソフラボン由来。健康に気を使う人ほどタンパク質は大豆製品に頼りがち。太りやすくなればケールの青汁やスムージーなどを多飲することも…。真に健康的な食生活のためには、甲状腺との関連も見直して！

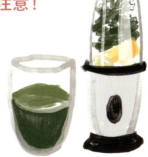

ケールの青汁やスムージー

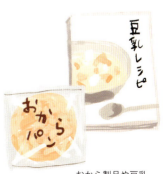

おから製品や豆乳、ソイプロテインなど

甲状腺をいたわる
食生活のポイント 7

できるだけ食事を抜かない

太りやすくなった、食欲がないなどの理由で食事を抜くのはＮＧです。少ない栄養をやりくりしなければならない甲状腺に悪影響が出て、代謝がますます悪くなってしまいます。カロリーは減らしても栄養素はきちんと摂る食事を心がけて。

甲状腺はとてもセンシティブ。
食事から摂取した栄養素に影響を受けやすいので、栄養が不十分だったりアンバランスな状態が続くと甲状腺に負担をかけてしまいます。
40代以降の女性は女性ホルモンの減少、自律神経の乱れも加わって、代謝が悪くなり、体が冷え、脂肪が蓄積し、炎症を引き起こし…と不調が積み重なっていきます。
これを機に、食生活を見直してみましょう。

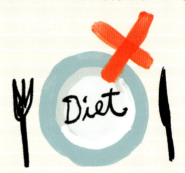

ジャンクフードや甘いものは控えめに

無駄にカロリーが高く、高脂肪・高塩分で体に必要な栄養素が含まれていないスナック菓子などのジャンクフードや、甘い菓子類は要注意。食べ続けると体内のビタミンやミネラルが消耗され、疲れやすいなどの悪循環に。

ビタミン類、ミネラル類をしっかり摂る

どちらも甲状腺の働きを調整するのに必須です。日本人に特に不足しがちなのはビタミンＡ、ビタミンＣ、ビタミンＤ、ミネラルではカルシウム、マグネシウム、鉄、亜鉛など。いわゆるサプリメントでなく食事から摂りましょう。

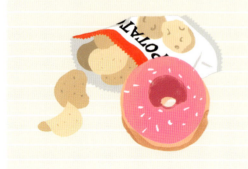

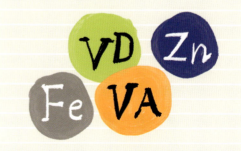

動物性タンパク質を欠かさない

筋力低下予防のためにもタンパク質は意識して摂りたいもの。動物性タンパク質は質のよいアミノ酸の宝庫。タンパク質の半分は肉・魚・卵・乳製品から摂ることをおすすめ。大豆製品ばかりではビタミン・ミネラルも不足してしまいます。

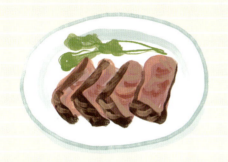

隠れた糖質を減らし、低GIを意識

糖質が多いのは砂糖を使った甘いものだけとは限りません。白米、小麦粉、果糖の多い果物、市販の飲み物に含まれる糖類など、隠れた糖質に注意して飲み物は無糖に。主食には精白していない低GI※の全粒穀類を取り入れたいもの。

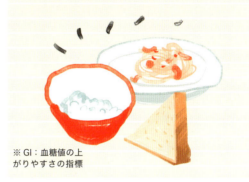

※ GI：血糖値の上がりやすさの指標

オメガ3脂肪酸で甲状腺ケア

最近注目のオメガ3脂肪酸は、青魚に含まれるDHA・EPA、えごまや亜麻仁オイルに含まれるα-リノレン酸などを指します。抗炎症作用で知られ、DHA・EPAは甲状腺の炎症を鎮める効果が期待されています。

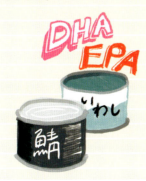

腸活は、より効果的なシンバイオティクスで

腸活といえば乳酸菌・ビフィズス菌などの善玉菌「プロバイオティクス」が中心ですが、善玉菌のエサになるオリゴ糖や水溶性食物繊維を含む「プレバイオティクス」も重要。一緒に摂る方法「シンバイオティクス」が最良です。

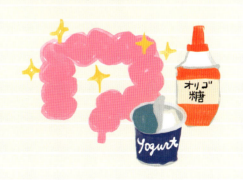

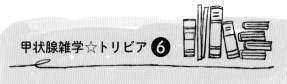

甲状腺雑学☆トリビア ❻

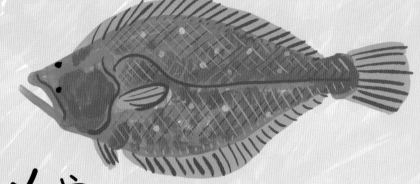

ヒラメや カレイの眼、
これも 甲状腺ホルモンの作用

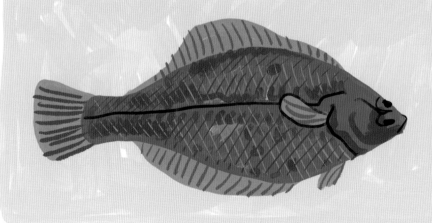

「左」ヒラメに、右カレイ」といわれるように、ヒラメやカレイの眼は、体の片側に寄っています。腹を手前にして置いたとき、左側に顔がある（眼がついている）のがヒラメ、右側に顔がある（眼がついている）のがカレイです。

でも、どちらも生まれたばかりのときには、ほかの魚と同じように体の両側にそれぞれ眼があるのです。成長しながら眼が移動していくと聞けば、驚く人も多いのでは？ 卵から生まれて3週間程度はほかの魚と同じように浮遊生活をしていますが、その後、成長に伴い、片側が着色されるなどの変化を遂げて、徐々に片側に眼が寄っていきます。

そしてついには私たちが目にするように体は片側を上にして倒れ、あの独特の体勢で海底生活に移るのです。この頃には内臓も移動しています。

実はこれも、甲状腺ホルモンの働きによるもの。ヒラメの稚魚の水槽に甲状腺ホルモンを入れておくと、まだ幼いにもかかわらず眼が片側に寄ってくるといいます。

逆に甲状腺ホルモン合成阻害剤を水に混ぜると変態がストップし、眼は寄りません。そして、変態を止められた魚に甲状腺ホルモンをすぐに与えると無事に眼は移動しますが、少し時間が経ってからでは手遅れになり、眼が移動しないのだそう！ 変態直後のヒラメやカレイは人の手の指先ほどの小ささ。そのシステムの精密さには驚きです。

でも、どうして片側に眼が寄る必要があるのでしょう？ はっきりしたことはわかっていないようですが、下から両眼で天敵を見上げ、身を守るために違いありません。

余談ですが、「左ヒラメに、右カレイ」の見分け方は日本限定！ 海外には逆の位置に眼があるものもいるので、ご注意を。

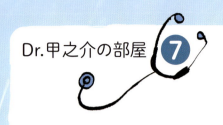

Dr.甲之介の部屋 ❼

甲状腺の専門医を知っていますか？

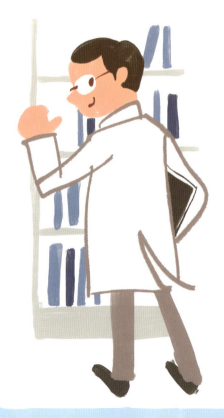

日本には甲状腺の専門医が少ないといわれます。僕が所属している日本甲状腺学会では、「甲状腺学の進歩に即する優れた甲状腺診療の専門医の認定とその継続的な教育をはかり、疾病の克服に貢献するため」として甲状腺専門医を認定しています。
認定要件は、
- 会員歴5年以上
- 過去5年間に診療した甲状腺疾患患者数
- 論文または学会発表
- 生涯教育、専門医教育受講
- 自験甲状腺疾患の代表症例要約
- 専門医試験　などです。

認定専門医の名簿は、ホームページに記載されているので、専門医をお探しの際は参考にしてみてください。

日本甲状腺学会
http://www.japanthyroid.jp/

第 7 章

知っておきたい、甲状腺ホルモンに関わる病気

甲状腺ホルモンに関わる病気は
とても発生頻度が高いものですが、
複雑な経過をたどるためか、
医師でさえも見極めが難しいといわれます。
健康な日々を送るために
知っておくとよいポイントを、
わかりやすく簡潔に解説しましょう。

甲状腺ホルモンが少なすぎる！
甲状腺機能低下症

血液中の甲状腺ホルモン値が正常よりも低くなっている状態、つまり甲状腺ホルモンが不足しているのが「甲状腺機能低下症」です。全身の代謝が低下し、疲れやすく、むくみや体重も増加傾向に。

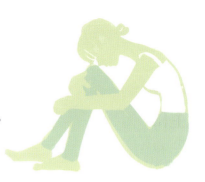

原因 ①
甲状腺自体に問題があり、甲状腺でのホルモンの分泌が減ってしまう

甲状腺に何らかの原因があり、甲状腺ホルモンがうまく分泌されない病態です。原因として最も多いのが橋本病。そのほかにも原因はさまざまあります。

代表的な病気

橋本病（慢性甲状腺炎）

橋本病は自己免疫疾患（P.61）で、甲状腺に慢性の炎症が起こっている状態。「慢性甲状腺炎」のほとんどが橋本病のため、同義語として扱われることもありますが、あくまで、慢性甲状腺炎の一種です。

橋本病になった人の約20％が10年以内に甲状腺機能低下症になるといわれています。一時的に甲状腺ホルモンが過剰になることもあるので、定期的に検査に通い、正しい診断を受けることが大切です。

無痛性甲状腺炎（一過性の甲状腺機能低下）

破壊性甲状腺炎のひとつ（P.105）。橋本病に合併しやすい一過性の病気で、甲状腺ホルモン値が一時的に上昇してバセドウ病のようになったかと思うと、今度は低下期が訪れます。

亜急性甲状腺炎（一過性の甲状腺機能低下）

こちらも破壊性甲状腺炎のひとつ（P.105）。甲状腺ホルモン値は高くなりますが、回復期に一時的に甲状腺機能低下症になることも。一過性の症状であることが多く、徐々に正常に戻ります。

ヨードの過剰摂取・ヨード欠乏症

甲状腺は、ヨード（ヨウ素）の摂りすぎ（過剰摂取）、ヨードの摂らなすぎ（欠乏）でも機能が低下し、甲状腺ホルモンがつくれなくなることがあります。日常的に昆布などの海藻を摂る習慣のある日本では、ヨード欠乏による低下症はあまり見られませんが、過剰摂取はよく見られます。ヨードを制限するだけで低下症は改善しますが、日頃から特に昆布の摂りすぎには気をつけましょう。

脳に原因がある甲状腺機能低下症も！

甲状腺自体に異常はないのに、甲状腺ホルモンをコントロールする脳に問題があって甲状腺機能低下症になることもあります。「中枢性甲状腺機能低下症」と呼ばれ、下垂体が原因の下垂体性甲状腺機能低下症、視床下部が原因の視床下部性甲状腺機能低下症があり、甲状腺そのものの病気ではありません。

原因 2
甲状腺自体に異常はなく、主に「低栄養」によるもの

重い病気や飢餓状態、老衰になったときなど、甲状腺ホルモンの分泌が減ります。最近多いのがダイエットによるエネルギー不足で、一時的な低下症になっているケース。甲状腺自体の病気ではありません。

低T_3症候群／低T_3・低T_4症候群

　TSH値は正常なのに、ホルモン値だけが低い状態。これは体のエネルギーを消耗しないための防御反応と考えられています。軽度の場合はT_3が、重症になるとT_4まで低値になります。食事量が少なかったり、糖質制限をしすぎている女性に多い症候群。甲状腺ホルモンの補充は必要なく、ほとんどの人は食事をきちんと摂れば正常に戻ります。

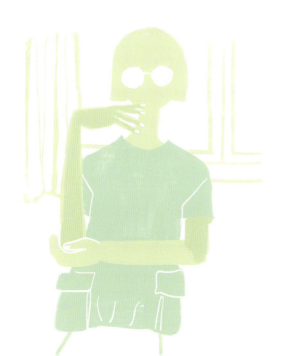

原因 3
甲状腺ホルモンはあるのに、ホルモンが働かなくなる難病

生まれつき甲状腺ホルモンに対する反応が悪い指定難病でも、低下症と似た症状が出る場合があります。その頻度は4万人に1人と低く、症状が出にくいので、自分がこの病気であることに気づいていない可能性もあります。

甲状腺ホルモン不応症（指定難病）

　甲状腺ホルモンは血液の中にたくさんあるのにホルモンが十分働かなくなる病気です。ホルモンの効きが悪いため、体はホルモンがもっと必要だと勘違いしてTSH値が上昇し、さらにホルモンを増やそうとします。バセドウ病と間違われることもあるので、専門医の診断が必要です。重症化すると、甲状腺機能低下症と似た症状が出ます。

診断されにくい「潜在性甲状腺機能低下症」とは？

　TSHが高値でも、ふたつの甲状腺ホルモン（FT_3、FT_4）がともに正常範囲である状態は「潜在性甲状腺機能低下症」と呼ばれます。

　健康診断などの血液検査の結果から判明しますが、特に女性に多く、年齢が上がるにつれて増加。治療が必要かどうかについては専門家の間でいまだ議論が続いています。持続的にTSH値が高い場合や脂質異常症、妊娠を望む人、妊婦に対してはホルモン薬の内服がすすめられます。

甲状腺ホルモンが多すぎる！
甲状腺中毒症

血液中に甲状腺ホルモンが多すぎる状態を甲状腺中毒症と呼びます。
代謝が活発になるので暑がりになったり汗が多くなったり、
エネルギーが無駄に消費され、食事量は増えるのに痩せるのが特徴。
原因は、甲状腺がホルモンをつくりすぎる「甲状腺機能亢進症」と、
甲状腺が壊れてホルモンが漏れ出す「破壊性甲状腺炎」に大別されます。

原因 ①

甲状腺ホルモンがつくられすぎる
甲状腺機能亢進症

甲状腺中毒症になる原因のひとつは、甲状腺が
活発に働きすぎてホルモンがどんどん多くつくられる場合です。
この状態を「甲状腺機能亢進症」と呼び、バセドウ病が代表的。

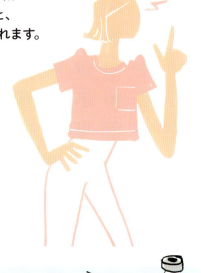

代表的な病気

バセドウ病

　自己免疫疾患のひとつ（P.64）で、甲状腺を刺激する抗体がつくられ、甲状腺ホルモンが過剰に産生される病態です。眼球が出ることが知られていますが、さまざまな症状が起きます。

妊娠性一過性甲状腺機能亢進症

　妊娠初期に一過性に起こる甲状腺機能亢進症です。胎盤から分泌されるヒト絨毛性性腺刺激ホルモン（じゅうもう）には甲状腺刺激作用があり、一時的に甲状腺ホルモンの産生が過剰になるものです。

自律性機能性甲状腺結節

　甲状腺内に結節（P.107）ができ、その結節自身が自律的に甲状腺ホルモンをつくり出します。結節の数により単結節性と多結節性に分けられ、ほとんど良性ですが、手術をすることもあります。

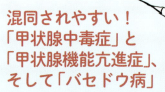

混同されやすい！
「甲状腺中毒症」と
「甲状腺機能亢進症」、
そして「バセドウ病」

　甲状腺ホルモンが多すぎる状態を広い意味で「甲状腺中毒症」といいます。そのうち甲状腺がホルモンを多くつくりすぎる（過剰産生する）場合を、「甲状腺機能亢進症」と呼びます。また、「甲状腺機能亢進症」と「バセドウ病」も区別して考えられています。自己抗体（TRAb）ができる「バセドウ病」は「甲状腺機能亢進症」を起こす代表的な疾患ですが、ひとつの疾患にすぎません。

甲状腺が壊れてホルモンが血液中に漏れ出てしまう破壊性甲状腺炎

甲状腺中毒症になるもうひとつの原因は破壊性甲状腺炎です。
炎症などが原因で甲状腺の一部が破壊され、貯蔵されていたホルモンがあふれ出すため、結果的に血液中の甲状腺ホルモンが多すぎる状態になることを指します。一過性のことが多く、炎症が落ち着けば治っていきます。

代表的な病気

無痛性甲状腺炎（一過性の甲状腺中毒症）

破壊性甲状腺炎のひとつで、中毒症の症状が出ても痛みがありません。一時的に甲状腺ホルモン値が高くなったかと思えば急激に低下。通常、3カ月ほどで正常化します。

亜急性甲状腺炎（一過性の甲状腺中毒症）

同じく破壊性甲状腺炎のひとつで、ウイルスに感染して甲状腺が痛くなり、硬く腫れたり熱も出ます。甲状腺ホルモン値が高くなったあとはいったん低くなり、その後改善していきます。

橋本病の急性増悪（一過性の甲状腺中毒症）

橋本病が急に悪化して甲状腺が大きくなり、痛みや熱が出る状態。どちらかというと橋本病は低下症になりがちですが、一時的に甲状腺ホルモンが血液中に漏れ出してホルモン値が高くなります。

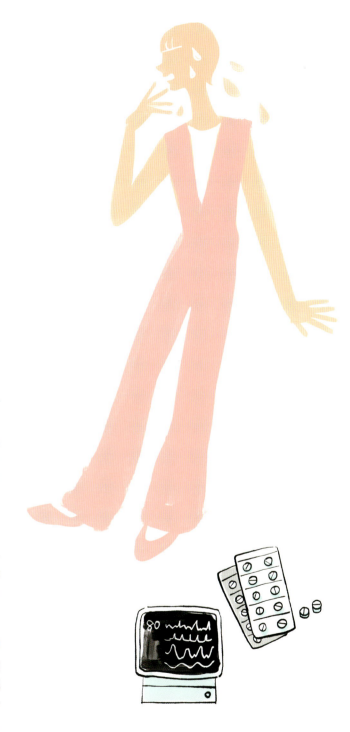

自分で触れてもわかる！
腫れやしこりができる甲状腺腫

前述の甲状腺機能低下症や甲状腺中毒症は、
甲状腺の「働き」が正常でなくなる病気です。
一方、「形」に異常が起こる「甲状腺腫」もあります。
形の異常とは、腫れやしこりができて形が変化すること。
「びまん性」と「結節性」のふたつに分けられ、
それぞれにいくつかの病気があります。
自分で甲状腺を触ることができれば、早期に気づけるもの。
P.42を参考に、セルフチェックしてみましょう。

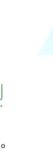
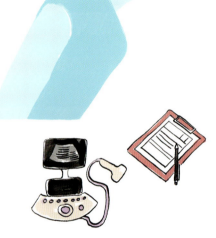

甲状腺が腫れる「びまん性甲状腺腫」

甲状腺が全体的に腫れて、そのまま大きくなる症状。
腫れているだけで甲状腺の働きに異常がない場合もあります。

単純性びまん性甲状腺腫

　単純性とは働きに異常がないことを指します。甲状腺ホルモンなどの血液検査に問題がなく、画像上も腫れている以外に異常がない場合です。甲状腺に何か異常が起こる前段階の可能性もあるので、定期的に検査を受けるのが理想です。

バセドウ病

　バセドウ病では、多くの場合にびまん性甲状腺腫が認められます。甲状腺が働きすぎ（ホルモンをつくりすぎ）て腫れてしまうのです。バセドウ病はこれ以外にもさまざまな自覚・他覚症状が出るので、検査・診断のうえ、治療に入ります。

橋本病

　橋本病でもびまん性甲状腺腫が起こります。橋本病はすべての人に症状が出るわけではないのですが、多くの場合にびまん性甲状腺腫を伴い、次第に腫れてきます。ただ低下症が進行すると急速に小さくなることもあります。

亜急性甲状腺炎

　甲状腺に炎症が起こってホルモンが漏れ出す病気。甲状腺の痛み、発熱とともに腫れも生じます。甲状腺全体か左右どちらか片方だけが硬く腫れますが、ほとんどの場合、2〜3カ月ほどで症状が消え、腫れもなくなります。

甲状腺にしこりができる「結節性甲状腺腫」

甲状腺にしこり（結節）ができているものを結節性甲状腺腫といいます。
結節にも種類がありますが、甲状腺ホルモンに異常はなく、働きはほとんどが正常です。
しこりの成因としては、正常組織から増殖した良性の「過形成」と、
勝手に増殖した細胞が集まってできた「腫瘍」が考えられます。
腫瘍にはさらに悪性と良性があり、その中間には悪性を疑うにとどまる「低リスク腫瘍」があります。
結節性甲状腺腫のほとんどが良性です。

囊胞

袋状のしこりの中に液体がたまったものを真性囊胞といいますが、比較的まれ。腺腫様甲状腺腫などの一部が囊胞になったものは続発性囊胞と呼び、真性囊胞と区別できないことがあります。

腺腫様甲状腺腫

甲状腺濾胞からしこりが発生した良性の病変で、過形成と腫瘍の両方の成因があります。しこりが1個あるいはごく少数の場合は腺腫様結節と呼ばれて、濾胞腺腫との区別が困難です。

濾胞腺腫

濾胞細胞から発生した良性腫瘍ですが、良性であることを証明するのは難しく、手術によって摘出した組織を確認して初めて診断されます。良性疾患の中でも、比較的頻度の低い病気です。

低リスク腫瘍

「悪性度が極めて低い腫瘍」と定義された新しい分類。国際水準の世界保健機関（WHO）分類における「良性と悪性の中間、もしくは、境界病変」に相当し、悪性度不明な腫瘍などを含みます。

濾胞がん

濾胞細胞から発生するがん。腫瘍細胞の被膜浸潤・血管浸潤・甲状腺外への転移のいずれかが認められます。乳頭がんよりリンパ節への転移は少ないのですが、離れた臓器に転移しやすい性質が。

乳頭がん

濾胞細胞の核に悪性の特徴のある進行の遅いがんで、悪性細胞が乳頭状に成長します（乳がんとは無関係）。ただし、非常にまれに悪性度の高い「未分化がん」に転化することも。

低分化がん

乳頭がん、濾胞がんといった高分化がんと未分化がんの中間的性質を持ち、高分化がんとも共存。低分化の成分が腫瘍の50％以上を占め、他臓器に転移しやすく未分化がんに転化する場合も。

未分化がん

未成熟な細胞ががん化したもので頻度は極めてまれ。すべての悪性腫瘍の中で最も悪性度が高く、急速な増大、甲状腺周囲への浸潤、他臓器転移を起こしやすく、生命予後は極めて悪いといえます。

髄様がん

傍濾胞細胞から発生し、カルシトニンの分泌が特徴。濾胞がんや乳頭がんより進行が速く、リンパ節、肺、肝臓へ転移を起こしがち。遺伝性の場合があり、遺伝子診断や血縁者を検査することも。

リンパ腫

白血球の中のリンパ球のがんで、リンパ節に起きやすく、甲状腺に発生する場合は、リンパ濾胞（P.62）がある橋本病を背景としています。甲状腺全体が急速に腫れて、呼吸困難に陥ることも。

リスクの高い種類はごくわずか。恐れすぎないで！「甲状腺がん」

結節性甲状腺腫（P.107）のうち、悪性の腫瘍を甲状腺がんといいます。通常、しこり以外の症状がないため、セルフチェック、健康診断などで結節を見つけたら、すぐに受診しましょう。

甲状腺がんのほとんどは、おとなしい「乳頭がん」

悪性腫瘍は、周囲の組織を食い破って広がる（浸潤）、他の臓器に飛び火する（転移）、あるいはその可能性が認められるものですが、甲状腺がんの多くは進行が遅く、治療しやすいという傾向があります。組織型の分類でいくつかに分けられますが、そのうちの90％以上が「乳頭がん」。頻度は高くても最も危険度が低いがんです。

がん専門機関「がん研有明病院」のデータでも、低危険度乳頭がんの10年生存率は99％以上。高危険度の乳頭がんでも比較的よい成績が報告されています。

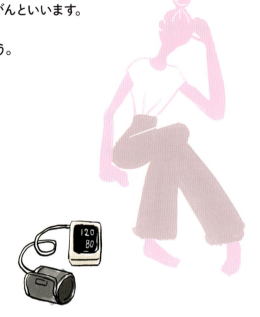

主な結節性甲状腺腫

結節の種類	組織学的分類		良性・悪性の別
過形成	嚢胞	●真性嚢胞 ●続発性嚢胞	良性
過形成／腫瘍	腫瘍様病変	●腺腫様甲状腺腫	
腫瘍	良性腫瘍	●濾胞腺腫	
	低リスク腫瘍		良性／悪性
	悪性腫瘍	●濾胞がん ●乳頭がん ●低分化がん ●未分化がん ●髄様がん ●リンパ腫	悪性

甲状腺がんについて、もっと！

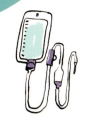

確かに増えている甲状腺がん

甲状腺がんは、日本におけるがんの1％程度。男女比では、1：3と圧倒的に女性に多いのが特徴です。罹患率（患者の割合）の推移を見ると、男女とも年々増加傾向にあり、特に女性で右肩上がり。一方で死亡率にほぼ変化は見られず、男女ともわずかに減少する傾向に。

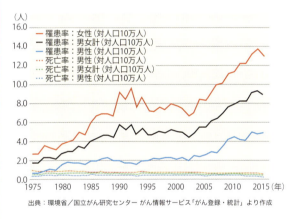

出典：環境省／国立がん研究センター がん情報サービス「がん登録・統計」より作成

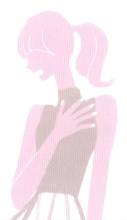

女性のがんのうち甲状腺がんは第8位

女性のがんの罹患数（2019年度）を部位別に見ると、やはり1位は乳がん。以下2位：大腸がん、3位：肺がん、4位：胃がん、5位：膵臓がん、6位：子宮体がん、7位：悪性リンパ腫、そして8位が甲状腺がん。卵巣がんや子宮頸がんより多いとは驚きです。とはいえ乳がんが9人に1人の確率なら、甲状腺がんは60人に1人です。

70代がピーク。30代～40代から多くなる

甲状腺がんにかかる年齢を見てみるとピークは70代ですが、女性の場合は20代～30代の若い世代から発症する傾向があります。

日本人は欧米人に比べて乳頭がんの発症頻度が高いといわれていますが、この要因はヨード（ヨウ素）の過剰摂取によるものと推測されます。

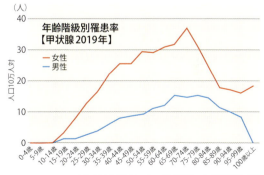

出典：国立がん研究センター がん情報サービス「がん登録・統計」

甲状腺雑学☆トリビア ❼

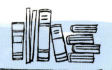

絶世の美女、クレオパトラはバセドウ病だった⁉

世界三大美女の一人、クレオパトラがバセドウ病だったのでは？という説は有名です。

古代エジプトの女王クレオパトラが、現代になってバセドウ病と推測されるようになったのはなぜでしょう？ その理由は、
1. レリーフなどに描かれた肖像画の首の前側に、大きな甲状腺腫と思われる腫れがある
2. 活動的・行動的な性格だった
3. 痩せ型で、目が大きかった

などのようです。甲状腺腫にもさまざまありますが（P.106）、2.と3.からすると、甲状腺機能低下症だったとは推測しにくく、むしろ甲状腺機能亢進症の特徴がよく出ていることから、バセドウ病かもしれないという説が有力になったものと思われます。

また、ルネサンス期の絵画やレリーフでは、聖母子像でもマリア様の首に目立つ腫れがありました。これが甲状腺腫である可能性も、一部の美術史家や医学者によって分析・研究されてきたようです。

ある研究では、海外の美術作品における甲状腺腫の表現は、特にヨード（ヨウ素）欠乏症が原因である可能性が高いとされています。また、出産後の甲状腺炎が聖母子像に表現されていると

いう指摘もあります。甲状腺の病気は特定の症状や外見の変化を引き起こすことから、芸術家が表現の一部として取り入れやすかったのではないかという解釈も。

甲状腺についての科学的な理解は、19世紀後半になってから明らかになってきたため、それ以前の作品における表現はさまざまな解釈が可能になったのでしょう。これからも数多くの解釈や論文が増えるかもしれません。

ちなみに、世界三大美女のうちのもう一人、楊貴妃もバセドウ病だったという説がありますが、その真偽は定かではありません。

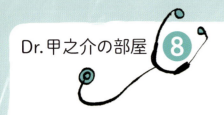

Dr.甲之介の部屋 ⑧

甲状腺専門の医療機関を探すには？

日本甲状腺学会は、甲状腺専門医だけでなく甲状腺の専門医施設も認定しています。条件は以下の項目をクリアしていること。

日本甲状腺学会認定専門医施設の資格条件
1. 認定専門医が在籍していること
2. 甲状腺専門外来を行っていること
3. 甲状腺診療に必要な検査が実施可能なこと
   ①甲状腺超音波検査
   ②甲状腺穿刺吸引細胞診検査
   ③甲状腺放射性ヨード（またはテクネシウム）摂取率・シンチグラフィ検査
   （③は近隣関連施設における実施でも可）

認定専門医と同じく、施設名簿もホームページに記載されているので、受診や検診の際の目安にしていただけたら幸いです。

日本甲状腺学会
http://www.japanthyroid.jp/

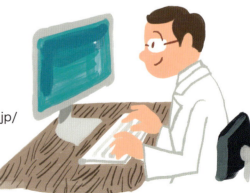

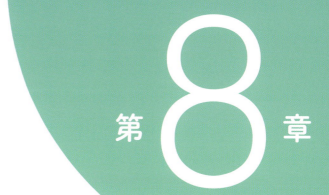

第8章

まだまだ気になる！甲状腺についての質問・疑問

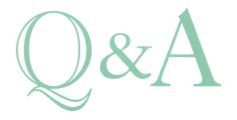

甲状腺と甲状腺ホルモンについて、
40代以降の女性からよく聞かれる質問や
素朴な疑問をピックアップしてみました。
　　これからの健康生活のお役に立ちますように。
　　少しでも元気を保つきっかけとなりますように。

Q 甲状腺の「甲状」って何ですか？

A 甲状腺は「甲状軟骨」のそばにあることからその名がつきました。甲状軟骨の「甲」は鎧(よろい)のことで、咽頭を保護する役割を担っていることに由来するとされています。

甲状腺自体は鎧とは似ていず、蝶が羽を広げたような形をしているので、「蝶状腺」のほうがしっくりくるかもしれません。

Q 甲状腺のトラブルが起きやすい性格や気質があるのですか？

A 甲状腺ホルモンが正常でなくなった場合、極端に少なすぎると元気がなくうつっぽくなったり、多すぎるとイライラしたりする傾向にあるため、性格や気質がなんとなく関係していると思われがち。

でも、ホルモン異常でその症状が出ているということであり、もともとの性格が関係しているわけではありません。

Q いびきをかく人は甲状腺が悪いと聞いたことがあるけれど、本当？

A 甲状腺機能が低下して、いびきをかくことがあります。甲状腺機能低下症のときは、体中がむくみやすくなります。舌がむくんで大きくなったり気道にもむくみが生じます。その結果、睡眠中に気道が狭くなり、いびきを引き起こしてしまうことが多いものです。睡眠時無呼吸症候群につながることもあるので注意しましょう。

ただし、いびきをかく人全員の甲状腺が悪いわけではありません。

Q 甲状腺の病気は遺伝するの？

A はっきりとした研究結果は報告されていないのが現状です。橋本病やバセドウ病などの自己免疫疾患は同じ家系に見られる傾向にありますが、それは生活習慣などによる環境要素が多く、特定の遺伝子はわかっていません。

ただし、中には遺伝するとわかっている病気もあります。それが甲状腺がんのひとつ、髄様がん（P.107、108）で、約30％が遺伝性です。すでに遺伝形式が解明されているので、血縁者は遺伝子検査が推奨されています。

Q 甲状腺関連の病気、女性が圧倒的に多いのはどうして？

A 橋本病やバセドウ病は、関節リウマチなどと同じく自己免疫疾患のひとつですが、自己免疫疾患全般が女性に多いことはよく知られています。はっきりした理由はわかっていませんが、女性ホルモンと妊娠に関係すると考えられています。

お腹の中の胎児は、半分は母親の遺伝子を受け継いでいますが、もう半分は生物学的には他人である父親の遺伝子。つまり非自己（異物）なので、ヒト本来の免疫機構が働けば、それを排除しようとして流産につながりかねません。

でも、妊娠の後半になると免疫機構が手加減をしてくれ、流産を防止します。このように免疫システムが体内の異物に対し、排除するのではなく受け入れることを「免疫の寛容」といいます。

女性にはこのような精密な機構があるため、免疫システムの支障が起こりやすいのかもしれません。甲状腺に限らず、自己免疫疾患が女性に多い理由はそのあたりにあると考えられます。

115

甲状腺は重要な臓器なのに、病気についてあまり知られていないのはなぜなのでしょう？

A 「バセドウ病」「橋本病」などの病名は知っている人も多いでしょうが、それが甲状腺と結びついていないのが現状です（P.15）。

全身の機能を司っているともいえる甲状腺は、そこでトラブルが起きれば、全身にさまざまな症状が現れます。あまりに多彩で日常にありふれた症状も多いので、ほかの病気の疑いをかけられてしまうこともあります。その結果、甲状腺に問題があることに長い間気づかずにいる人も少なくありません。

最近は潜在的な患者数の多いことが明らかになってきたので、日本甲状腺学会などが、甲状腺の病気について広く知ってもらえるような活動を始めています。

昆布を食べすぎると「甲状腺がん」になると聞いたことがあるのですが？

A 昆布の食べすぎは甲状腺へ悪影響を及ぼしますが、必ずしもそれが甲状腺がんに直結するかどうかは、明らかになっていませんでした。

それについて、国立がん研究センター がん対策研究所のプロジェクトで、近年とても興味深い調査があります。40〜69歳の女性約5万人について、1990年〜2007年まで追跡した調査結果に基づいて、海藻摂取と甲状腺がん発生との関係について調べたものです。（論文発表：European Journal of Cancer Prevention 2012年 21巻P.254〜260）

これによると、閉経後の女性に関してのみ、海藻摂取が多いほど甲状腺がん（特に乳頭がん）のリスクを上げる可能性が示されています。

ただし、この研究で使用した食事に関する質問票調査では、ヨード（ヨウ素）の摂取量と甲状腺がん発生を直接的に関連づけるには不十分ともされており、あくまで可能性ということにとどまっています。

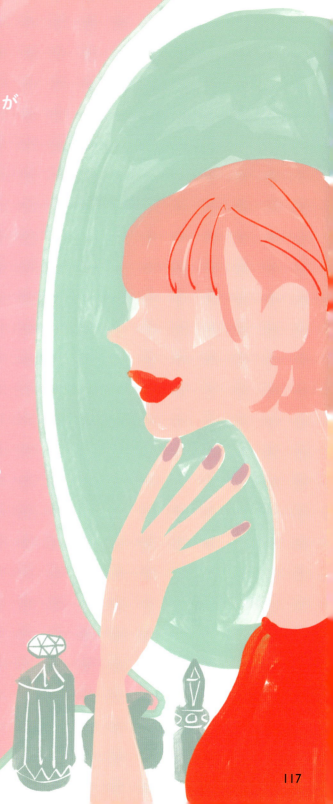

Q 海藻、特に昆布は体によいと、昔から家族でよく食べています。誰も甲状腺の病気にかかったことがないけれど、控えたほうがいい?

A 本当に病気にかかっていないか、調べていないだけとも考えられます。何か不調が起きているのが甲状腺と関連がないとは限りません。

個人差があるので、すべての人に甲状腺トラブルが起きるわけではありませんが、ヨードの摂りすぎが甲状腺のトラブルにつながることは明らかなので、一度、1日の耐容上限量（P.88）と自分の摂取量を確認してみてください。もし飛び抜けて大量に摂取しているようなら、やはり控えたほうがいいでしょう。

Q 長年ヨードの入ったうがい薬を使っていて、甲状腺によくないことを最近知りました。なぜ注意喚起されないのですか?

A よく見ると商品には、「甲状腺機能障害の診断を受けた人は、使用前に医師、薬剤師または登録販売者にご相談ください」などの注意書きが添えられています。説明書は年々コンパクトになる傾向があるため、箱に印刷されたり、メーカーのWEBサイトに注意喚起されていることも多いものです。

特に、ヨードを配合した、喉に直接スプレーするタイプの殺菌・消毒剤（第3類医薬品）のWEBサイトには、甲状腺疾患のある人は使用しないようにと書かれています。また、健康な人でも、長期連用や大量使用は避けたほうがいいようです。

Q 甲状腺の病気を疑われ、「内分泌内科」へ行くように言われました。いったいどんなところ？

A 「内分泌」とは、ホルモンが分泌されることを指します。甲状腺、下垂体、副腎、卵巣など、ホルモン分泌を行っている臓器を「内分泌腺」といいます。

そして、ホルモンの異常によって起きる病気が「内分泌疾患」です。インスリンというホルモンの働きに異常が出る糖尿病、甲状腺ホルモンに異常が出て起きる甲状腺機能低下症・亢進症などが主な内分泌疾患に当たります。

「内分泌内科」は内分泌疾患を診るところです。国で定める標榜科目（診療科目）には、甲状腺科というものがないため、甲状腺の病気であれば紹介先としては普通。ほかに「内分泌代謝科」「内分泌代謝内科」などの名称も最近は増えているようです。

専門医でなくても甲状腺を診ることはできますが、もし甲状腺の病気と診断された場合は、甲状腺の専門医を受診できると安心です。日本甲状腺学会認定の専門医や専門医施設については、P.100、112を参照。

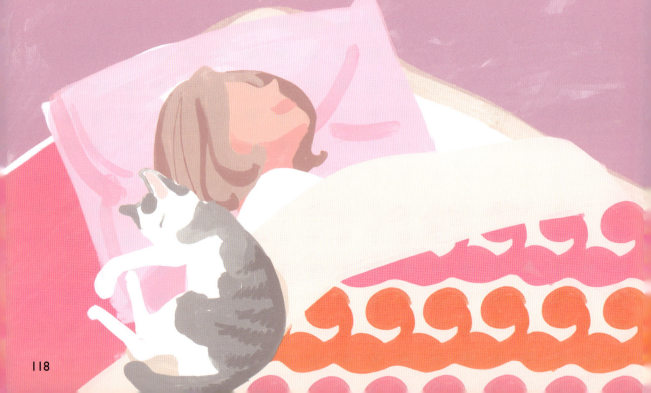

人間ドックで甲状腺ホルモンの数値が正常値内でなかったのに「様子見でいい」と言われました。放っておいて問題ありませんか？

A どの項目が正常でなかったのかによります。また、ほんのわずかに基準値から出ているだけの場合、様子見ということになることもあります。「様子見」の意味は放っておいてよいということではなく、経過観察という意味でもあります。できれば定期的に専門医の診察を受けるのが理想です。もし、体調に少しでも不安があれば、ヨード（ヨウ素）の摂りすぎに注意するなど、食生活にも気をつけましょう。

甲状腺についてちょっと心配なことが出てきましたが、健康診断の血液検査には甲状腺が入っていません。なぜですか？

A 行政や自治体が実施している健康診断では、残念ながら甲状腺の検査は入っていないのが現状です。人間ドックではオプションに入っていることが多いので、40代以降は検査することをおすすめします。

また、40代以降の女性であれば、乳がん・子宮がん検診などとともに婦人科検診にも入っていることが多いので、ぜひ調べてみてください。

健康診断で甲状腺の病気を疑われ、再検査を受けるよう言われました。どんな検査が必要になるのでしょう？

A まず、血液検査で甲状腺ホルモンと自己抗体、甲状腺ホルモンの異常がもたらす一般的な肝機能・脂質異常検査を行います。次に超音波検査で、甲状腺全体の大きさや結節性病変を調べます。別々の意味があるので、両方の検査が必要です。

体調が悪くて病院に行っても、
甲状腺の病気を疑われたことはありません。
首が腫れていなければ
検査はしないのが普通ですか？

A どんな症状があるかにもよります。甲状腺に詳しい医師が診た場合、首が腫れていなくても、念のため甲状腺関連の血液検査をすることはあります。そうでない場合もあります。
　甲状腺の病気が疑わしくても、ほかに重大な病気があればそちらを優先して治療することもあるでしょう。不安なら自分から申し出て、自費治療にはなるかもしれませんが、検査できるクリニックや病院を探すことは可能です。

バセドウ病になった友人が
「もう温泉に行けない、
スポーツもできない」と
言いますが、一生そうなのですか？

A そんなことはありません。甲状腺ホルモンの数値が高い時期には、温泉につかることやスポーツを控える指導がされますが、投薬によりホルモン値が正常になって3カ月もすれば、通常の生活をしても大丈夫です。ただし、定期検査は続ける必要があります。

人間ドックで甲状腺ホルモンの
数値が低く、「橋本病」と言われました。
ホルモン値だけでわかるもの？

A 甲状腺ホルモンの数値が低かっただけでは、橋本病かどうかはわかりません。ホルモン値のほかに自己抗体を調べることも必須です。また、抗体の陽性・陰性を含め、橋本病と診断されるためのガイドラインが決められているので、参考にしてみてください。

慢性甲状腺炎（橋本病）の診断ガイドライン
（日本甲状腺学会 2022年6月改定）
a）臨床所見
1. びまん性甲状腺腫大（萎縮の場合もある）
　ただしバセドウ病など他の原因が認められないもの
b）検査所見
1. 抗甲状腺ペルオキシダーゼ抗体（抗TPO抗体）陽性
2. 抗サイログロブリン抗体陽性
3. 細胞診でリンパ球浸潤を認める

診断 ➡ a）および b）のひとつ以上を有するもの

Q 40代後半になり、
体のだるさ・手足のむくみ・冷え・
便秘などが気になり、
更年期の症状や甲状腺の病気を
疑っています。
まず、どこで受診すればいいですか？

A 40代後半からは更年期に入っている可能性もあります。更年期の症状と甲状腺ホルモンのトラブルは、多くの似た症状があるため、まずは婦人科で更年期症状かどうかを調べ、同時に甲状腺ホルモン値も検査しましょう。甲状腺のトラブルの可能性がある場合は、甲状腺専門医への紹介状を書いてもらうのが理想です。もちろん、最初から甲状腺専門医（P.100）や専門医施設（P.112）を探して、検査するのもいいでしょう。

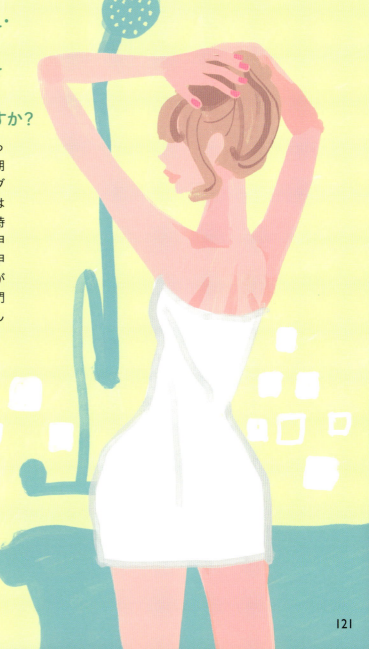

甲状腺雑学☆トリビア❽

「春告げホルモン」という異名を持つ甲状腺刺激ホルモン

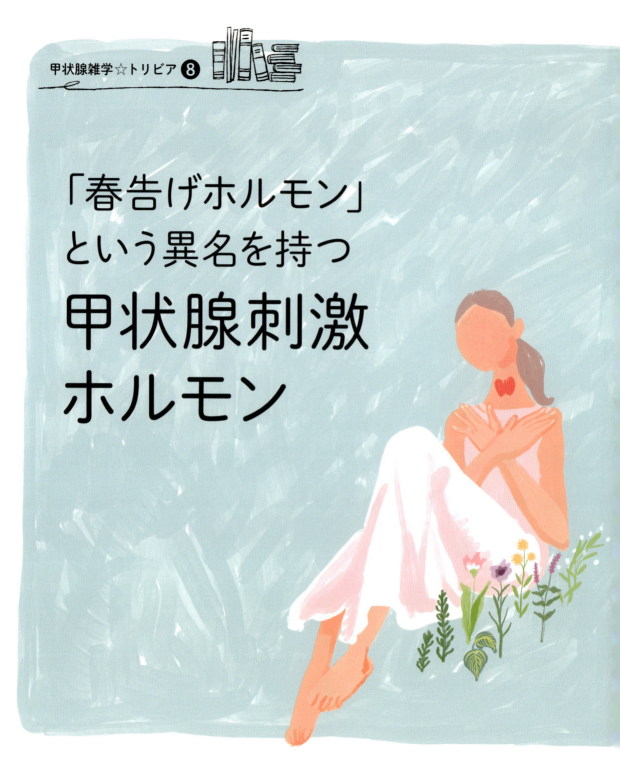

熊の冬眠、渡り鳥の飛来、そして春になるとウグイスが鳴き、サクラマスが川に戻ってくる。自然界の動物にとって季節を知るカレンダーは、日照時間の変化です。でも、どうやってそれを感じ取っているのかは謎に包まれていました。

解明したのは日本の研究グループ。日が延びると甲状腺刺激ホルモン（TSH）の分泌が増え、脳に「暖かくて食料が増える時季が来たよ」と伝える仕組みを突き止めたのです。2008年に英国の科学誌「Nature（ネイチャー）」で発表されました。

TSHは甲状腺を刺激して甲状腺ホルモンの合成や分泌を促すだけでなく、脳に作用する場合には「春告げホルモン」という別の働きもあることがわかったのです。

ただし、ホルモンは血液を通って全身を循環することで標的細胞に入って作用をもたらしますが、まったく異な

るふたつの働きを持つTSHが、どうして情報の混線を起こさないのかは謎のままでした。それが同じ教授らのグループによって、2014年についに明らかにされました。

そもそも甲状腺を刺激するTSHは下垂体前葉から分泌され、甲状腺に働きかけて甲状腺ホルモンを増やします。対して、動物に春を告げる働きを持つTSHは、下垂体前葉の付け根に位置する下垂体隆起葉から分泌され、これが脳の視床下部に作用して動物が春の訪れを感じる。つまりふたつのTSHはそれぞれの組織で異なる制御を受けていたのです。

しかも春告げホルモンとしてのTSHは、血液中に分泌されて糖鎖が付加することで「マクロTSH」という複合体となって活性を失い、情報の混線を防いでいるということがわかりました。

恐るべし、TSH！ 完全に一人二役ができるホルモンだったのです！

【索引＊キーワード検索】

あ行

亜急性甲状腺炎 58 74 75 102 105 106

右葉・左葉 43 44 45 75

FT₃ FT₄ 37 56 57 73 75 77 79 80 81 103

か行

過形成 107 108

結節性甲状腺腫 107 108

ゴイトロゲン 94 95

抗甲状腺刺激ホルモン受容体抗体（TRAb） 61 64 66 67

抗甲状腺ペルオキシダーゼ抗体（TPOAb） 61 120

抗サイログロブリン抗体（TgAb） 61 120

甲状腺がん 59 66 107 108 109 115 116

甲状腺機能亢進症 39 58 64 68 69 104 118

甲状腺機能低下症 59 60 62 63 66 68 69 72 73 77 79 81 88 94 95 102 103 105 106 115 118

甲状腺刺激ホルモン（TSH） 29 34 56 57 61 62 64 66 73 75 77 79 81 103 123

甲状腺刺激ホルモン放出ホルモン（TRH） 29 34 56 57

甲状腺腫 13 66 78 94 106 107 110

甲状腺中毒症 40 50 51 59 64 67 104 105 106

甲状腺ペルオキシダーゼ（TPO） 48 49 61

甲状腺ホルモンが多すぎる 13 19 34 54 57 58 59 64 104 105 114

甲状腺ホルモンが少なすぎる 13 18 34 54 57 58 59 60 102 114

甲状腺ホルモン不応症 103

甲状軟骨 8 42 43 114

更年期 2 9 10 12 13 23 31 63 67 72 73 78 80 95 121

さ行

サイロキシン 36 48 49 56

サイログロブリン（Tg） 48 49 61

自己抗体 21 56 60 61 63 64 65 78 104 119

自己免疫疾患 14 61 64 65 102 104 115

思春期甲状腺腫 30 58

自律性機能性甲状腺結節 59 104

錐体葉 43 45

髄様がん 107 108 115

潜在性甲状腺機能低下症 57 76 77 103

潜在性甲状腺中毒症 57

腺腫様結節 107

腺腫様甲状腺腫 59 107 108

た行

単純性びまん性甲状腺腫 58 106

チラーヂンS® 62 73 77

T₃ T₄ 29 31 36 37 48 49 56 57 103

低T₃症候群 58 80 81 103

低T₃・T₄症候群 58 103

低分化がん　107　108
トリヨードサイロニン　36　48　49　56

な行

内分泌　118
内分泌疾患　85　118
内分泌腺　28　29　45　118
内分泌内科　55　118
乳頭がん　107　108　116
妊娠性一過性甲状腺機能亢進症　58　104
囊胞　107　108

は行

破壊性甲状腺炎　58　64　102　104　105
橋本病　14　15　53　58　60　61　62　63　64　65　67　72　73　78　88　102　105　106　107　115　116　120
バセドウ病　14　15　40　53　58　61　64　65　66　67　102　103　104　106　110　115　116　120
びまん性甲状腺腫　65　73　106　120
副甲状腺　24　25　29　43
放射性ヨード内用療法　66
傍濾胞細胞　47　107

ま行

慢性甲状腺炎　60　63　102　120
未分化がん　107　108
無痛性甲状腺炎　51　52　58　59　102　105

や行

ヨード（ヨウ素）　34　36　47　48　49　67　85　86　87　88　89　90　91　92　93　94　95　117
ヨード（ヨウ素）の摂りすぎ・摂らなすぎ　21　22　63　78　79　87　88　92　93　102　116　117　119

ら行

リンパ腫　107　108　109
濾胞　46　47　62　107
濾胞がん　107　108
濾胞腔　47　49
濾胞細胞　47　48　49　62　107
濾胞腺腫　59　107　108

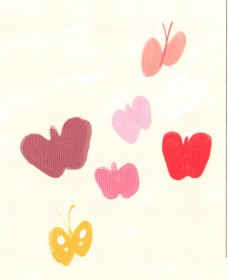

Dr.甲之介より

2018年の夏、陽ざしがまぶしい昼下がりに、東京・新宿のとあるコーヒーショップで、
本書『甲状腺ホルモンの底力』の初めての打ち合わせがありました。
多くの方々に甲状腺のことをよく知ってもらいたいとの思いから、
僕の声かけで2人の仲間に集まってもらったのです
（この集まりが後の「元気の源・甲状腺を考える会」になります）。

すでに甲状腺疾患の解説本を出版していましたが、
それとはひと味違う「多くの人が気軽に手にすることのできる読み物」を考えてのことです。
したがって、この本では病気と診断される前に知っておきたいこと、
以下のようなことをお伝えしようと思っていました。

＊甲状腺疾患の予防
セルフチェック／健康診断の結果の読み方／甲状腺ホルモン異常かもしれない症状
＊健康なときに意識する甲状腺
ヨードを含む食品／ダイエットと甲状腺／妊娠と出産
＊エイジングとともに甲状腺と付き合う方法
思春期甲状腺腫／更年期と甲状腺ホルモン／老年期

ところが、病気になる前はガイドラインのようなはっきりした基準はなく、
作成する過程で紆余曲折がありました。
会議室で、あるいはメールの中で、お互いの意見をぶつけ合ったこともあります。
だからこそ、この作品を完成させたいという3人の思いがひとつの方向に向いたとき、
その推進力は倍増し、終盤の目を見張る追い込みにつながりました。

管理栄養士のAcco MUKAWA氏の協力も得ながら、
霧が晴れるように目標が少しずつ見えてきました。
イラストレーターのかくたりかこ氏が、
難解な甲状腺ホルモンをぐっと身近に感じるようなイラストを描いてくださいました。
さらに保科 薫氏の工夫で、読みやすいデザインになりました。
また、信頼できる校正者による支えも重要でした。

このように多くの方の協力を得て、本書が完成したのです。
皆さん、ありがとうございました。
「元気の源・甲状腺を考える会」の蓮見則子、関 薫、山内泰介が、
「一投入魂」してつくり上げた自信作です。

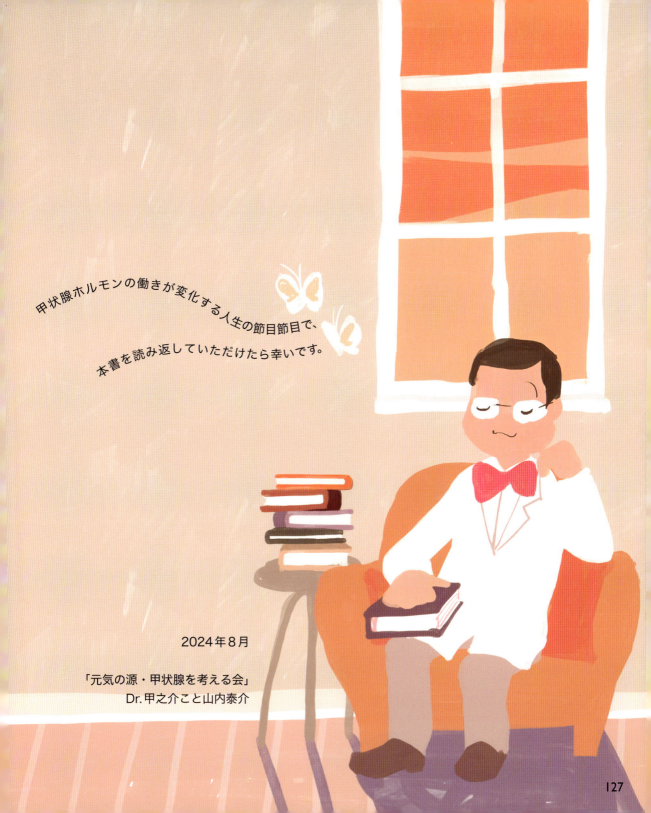

甲状腺ホルモンの働きが変化する人生の節目節目で、本書を読み返していただけたら幸いです。

2024年8月

「元気の源・甲状腺を考える会」
Dr.甲之介こと山内泰介

Profile
山内泰介
Taisuke Yamauchi

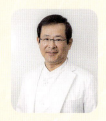

医療法人山内クリニック顧問。日本甲状腺学会認定専門医。愛媛大学医学部卒業。同大学院終了後、野口病院（大分県別府市）、東京女子医科大学内分泌外科、伊藤病院（東京都渋谷区）で内科・外科を問わず甲状腺の総合診療にあたる。1994年に山内クリニックを埼玉県川口市に開設。2012年には甲状腺診療の医療水準を上げるため、甲状腺専門クリニックとして埼玉県さいたま市（大宮）に移転し、埼玉医科大学総合医療センター（埼玉県川越市）内分泌・糖尿病内科客員准教授を兼任。「主治医が見つかる診療所」（テレビ東京系列）「ザ！世界仰天ニュース」（日本テレビ系列）などメディア出演多数。著書に『症例解説でよくわかる甲状腺の病気』『ボクは甲状腺』『若葉香る――寛解のとき』『オンナたちの甲状腺』『オールドフレンド 命に寄り添う』（以上、現代書林）、『私たちも甲状腺』（K&M企画室）、自身が企画した監修書に『これって、「甲状腺の病気」のせいだったの？』（K&M企画室）がある。

山内クリニック
http://www.yamauchi-clinic.or.jp

元気の源・甲状腺を考える会
https://the-thyroid.jp/

イラスト／かくたりかこ
カバー・本文デザイン／保科 薫（ディッシュ）
企画／元気の源・甲状腺を考える会
編集・文／蓮見則子
制作／K&M企画室

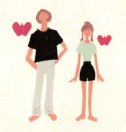

甲状腺ホルモンの底力
こうじょうせん　そこぢから

2024年10月25日　初版第1刷

監　修　　山内泰介
　　　　　やまうちたいすけ
発行者　　関 薫
発行所　　株式会社K&M企画室
　　　　　〒102-0074　東京都千代田区九段南1-5-6
　　　　　りそな九段ビル5F
　　　　　https://www.k-and-m.com/

印刷・製本　株式会社シナノパブリッシングプレス

定価はカバーに表示してあります。

造本には十分注意しておりますが、乱丁・落丁の場合はお取り替えいたします。
購入された書店名を明記して、株式会社K&M企画室までお送りください。
ただし、古書店で購入したものについてはお取り替えできません。
本書の一部または全部を無断で複写・複製することは、
法律で認められた場合を除き、著作権の侵害となります。
また、業者など、読者本人以外によるデジタル化は、いかなる場合でも
一切認められませんので、ご注意ください。

©Taisuke Yamauchi 2024 Printed in Japan
ISBN978-4-909950-05-5 C0047